口颌面颈功能紊乱护理手册

主　审　刘　蕊　王美青

主　编　刘　璐　张　婧

编　者　（按姓氏拼音排序）

　　　　白晓雪　邓　琪　贺　萌

　　　　惠婉蓉　李　丹　梁晨晨

　　　　任媛媛　史明月　张　蕾

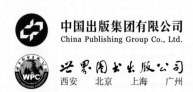

中国出版集团有限公司
China Publishing Group Co., Ltd.

世界图书出版公司
西安　北京　上海　广州

图书在版编目（CIP）数据

口颌面颈功能紊乱护理手册/刘璐，张婧主编. —西安：
世界图书出版西安有限公司，2022.11
ISBN 978 - 7 - 5192 - 9763 - 3

Ⅰ．①口… Ⅱ．①刘… ②张… Ⅲ．①口腔颌面部
疾病-护理-手册 Ⅳ．①R473.78 - 62

中国版本图书馆 CIP 数据核字（2022）第 166789 号

书　　名　口颌面颈功能紊乱护理手册
　　　　　KOU HEMIAN JING GONGNENG WENLUAN HULI SHOUCE
主　　编　刘　璐　张　婧
责任编辑　马元怡
装帧设计　绝色设计
出版发行　世界图书出版西安有限公司
地　　址　西安市高新区锦业路都市之门 C 座
邮　　编　710065
电　　话　029 - 87214941　029 - 87233647（市场营销部）
　　　　　029 - 87234767（总编室）
网　　址　http://www.wpcxa.com
邮　　箱　xast@ wpcxa.com
经　　销　新华书店
印　　刷　西安金鼎包装设计制作印务有限公司
开　　本　787mm×1092mm　1/16
印　　张　9.25
字　　数　140 千字
版　　次　2022 年 11 月第 1 版
印　　次　2022 年 11 月第 1 次印刷
国际书号　ISBN 978 - 7 - 5192 - 9763 - 3
定　　价　98.00 元

医学投稿　xastyx@ 163.com ‖ 029 - 87279745　029 - 87279675
（如有印装错误,请寄回本公司更换）

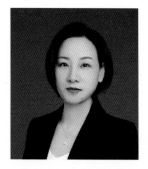

刘璐，中国人民解放军空军军医大学口腔医院颞下颌关节病科首任护士长。从事口腔临床护理工作 20 余年，曾组织进行了颞下颌关节病科专科诊疗流程、咬合模型制备、病历档案管理、感染控制方法等诊室规范化建设；在椅旁沟通、健康宣教、就诊预约以及诊后管理等方面，形成了一套具有专科特色的护理理念；积极开展临床带教、护理培训等工作，打造了一支颞下颌关节病科专业技术过硬的护理队伍。

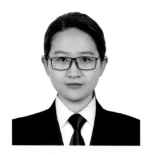

张婧，女，医学博士，中国人民解放军空军军医大学口腔医院颞下颌关节病科副教授、副主任医师。从事国家精品课程《口腔解剖生理学》《𬌗学》及《石膏牙雕刻技术》等口腔医学专业课程的教学工作和颞下颌关节紊乱病等口颌面颈功能紊乱疾病的临床诊疗工作，以及相关的科学研究工作十余年。擅长口颌面颈功能紊乱的检查、诊断及保守治疗。围绕咬合对口颌面颈功能的影响问题进行研究，先后在 SCI 收录的国际专业期刊上发表论文 20 余篇，主持和参加国家自然科学基金研究项目 11 项。

序

以颞下颌关节紊乱病等为代表的口颌面颈功能紊乱病症是口腔临床常见的疾病类别。空军军医大学口腔医院颞下颌关节病科成立三十余年来，已接诊了四万余例患者，病历从纸质版到数字版；病历资料从简单的门诊病历以及经颅侧位片，到制式病历、计算机断层扫描片，再到数字化病历、数字化模型和CBCT，逐渐形成并完善了患者信息的采集、建档流程。在此基础上我们创立了独特的、科学的诊疗方案，形成了具有一定国内外影响力的特色专科。在这一探索过程中，护理队伍的贡献功不可没！

在诊治颞下颌关节紊乱病、口颌面痛以及磨牙症的同时，我们发现许多唇、颊、舌、下颌等异动症以及颈椎功能紊乱病的患者都存在明显的咬合问题，都可以通过治疗咬合而获得满意的治疗效果。为此，在刘璐护士长领导下，我科的护理队伍对口颌面颈功能紊乱病症专科护理知识、理论、技术和方法做了全面的总结，完成了这本《口颌面颈功能紊乱护理手册》。

刘璐护士长是我科建科以来第一任护士长，在近二十年的临床护理工作中，潜心钻研业务，积极进行护理实践，从无到有打造了一支颞下颌关节病科的专业护理队伍，并编写了这本国内首部关于口颌面颈功能紊乱的护理手册。这本书系统介绍了她们近二十年的临床实践心得和专业经验。希望她们的这份执着，能为推动我国口颌面颈功能紊乱相关护理专业的发展尽绵薄之力。

张婧博士是颞下颌关节病专业的博士，在本专著的构思、设计、编撰、校对等过程中认真细致，为刘璐护士长率领的护理团队提供了坚强的专业支持。

本书不仅为从事口颌面颈功能紊乱相关疾病诊疗和护理的专业人士提供宝贵的临床经验，还可以为广大的患者提供重要的护理知识，帮助患者积极配合治疗，战胜病痛。同时，本护理手册也将为广大的临床相关专业人员以及学生提供不可多得的参考资料。

尽管我们尽了最大的努力，但书中疏漏、错误在所难免。恳请广大读者提出宝贵意见。我们将继续努力，为广大患者的康复提供更专业的服务。

王美青
2022 年于西安

目　录

Contents

第一章　颌面颈部功能解剖 ··· 1

第一节　颌面部功能解剖 ··· 1

第二节　颈肩部功能解剖 ··· 16

第二章　颞下颌关节紊乱病 ··· 21

第一节　病因 ··· 21

第二节　临床表现 ··· 23

第三节　临床检查与诊断 ··· 24

第四节　治疗方法 ··· 26

第五节　护理 ··· 30

第三章　磨牙症 ··· 33

第一节　病因 ··· 33

第二节　临床表现 ··· 34

第三节　临床检查与诊断 ··· 36

第四节　治疗方法 ··· 37

第五节　护理 ··· 39

第四章　咬合病 ·· 45

第一节　病因 ··· 45

第二节　临床表现 ··· 47

第三节　临床检查与诊断 ··································· 48

第四节　治疗方法 ··· 53

第五节　护理 ··· 56

第五章　颈椎功能紊乱 ·································· 59

第一节　病因 ··· 59

第二节　临床表现 ··· 59

第三节　临床检查与诊断 ··································· 60

第四节　治疗方法 ··· 60

第五节　护理 ··· 62

第六章　口颌面功能紊乱患者咬合模型的制取与灌制 ······· 66

第一节　牙列印模制取 ····································· 66

第二节　牙列石膏模型灌制 ································· 74

第七章　牙列与咬合的 3D 扫描技术 ····················· 81

第一节　3D 口内扫描技术 ·································· 81

第二节　牙颌模型 3D 扫描技术 ····························· 84

第八章　咬合板制作与治疗的护理配合 ··················· 88

第一节　稳定型咬合板制作方法 ····························· 89

第二节　稳定型咬合板的咬合面制作 ························· 93

第三节　咬合板治疗的护理 ································· 95

第九章　口颌面功能紊乱咬合治疗的护理配合……………………… 98

第一节　调𬌗治疗的护理 　………………………………… 98

第二节　正畸治疗的护理……………………………… 101

第三节　咬合修复重建的护理………………………… 107

第十章　口颌面功能紊乱专科护理………………… 114

第一节　关节腔注射的护理………………………… 114

第二节　半导体激光理疗………………………… 121

第三节　经皮电刺激理疗………………………… 123

第四节　功能锻炼………………………………… 125

第十一章　诊室管理………………………………… 132

第一节　病案、模型管理………………………… 132

第二节　患者预约管理………………………… 133

第三节　就诊环境管理………………………… 134

第四节　耗材、物品、器械管理……………………… 137

第一章 颌面颈部功能解剖

颌面部的咀嚼、吞咽、言语、表情等功能是由牙、颌骨、唇、颊、舌、腭、咽等诸组织器官在中枢神经系统的支配下，通过相关肌肉的收缩和颞下颌关节的运动来实现的。由于三叉神经－颈反射的存在，下颌运动时颌骨肌和颈肩肌群可以同时被激活，产生相应的运动或维持一定的姿势，因此头颈部与口颌系统的各肌肉、各组肌群之间有密切联系，以链的方式互相连接。各肌链之间的平衡和协调是行使正常生理功能所必需的。

第一节 颌面部功能解剖

一、牙列与咬合

1. 牙 列

人类的恒牙列由 32 颗恒牙组成，平均分布在上、下颌牙弓上，上颌牙弓略大于下颌牙弓，按照牙体形态恒牙可分为切牙、尖牙、前磨牙和磨牙（图 1-1）。切牙位于牙弓的最前方，上、下、左、右各 2 颗，共 8 颗，包括左右两侧上颌中切牙、侧切牙和下颌中切牙和侧切牙；切牙的牙冠呈铲形，牙根多为单根；切牙主要负责在咀嚼中切断食物。尖牙位于切牙远中，上、下、左、右各 1 颗，共 4 颗；尖牙的牙冠有一较大的牙尖，牙根多为一粗壮单根；尖牙的主要功能是穿透和撕裂食物。前磨牙位于尖牙和磨牙之间，上、下、左、右各2颗，共8颗，包括左右两侧上颌第一、第二前磨牙和下颌第一、第二前磨牙；前磨牙牙冠约呈立方体形，𬌗面有2~3个牙尖，牙根为单根或双根；前磨牙的主要功能是捣碎食物。磨牙位于前磨牙远中，上、下、左、右各3颗，共12颗，包括左右上颌第一、第二、第三磨牙和下颌第一、第二、第三磨牙（第三磨牙又称智齿，常先天缺失）；磨牙牙冠约呈立方体形，𬌗面宽大，有4~5个牙尖，牙根为多根，多有2~3个牙根；磨牙主要功能为磨细食物。

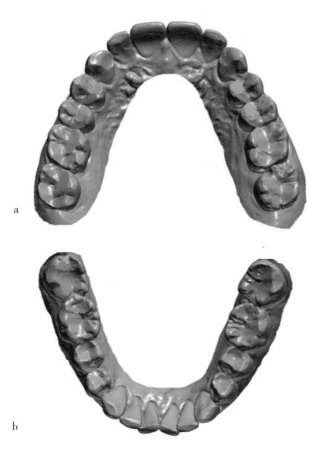

a

b

图 1-1　上颌牙列（a）、下颌牙列（b）口内扫描成像

（口内扫描成像）

2. 咬　合

咬合也称殆，指上、下颌牙列的接触关系，包含静态咬合接触和动态咬合接触。静态咬合接触是指上、下颌牙列位于牙尖交错殆情况下的咬合接触，动态咬合接触是指下颌做前伸、后退、侧方运动等功能活动时的咬合接触。

对咬合进行评价、检查及个体间比较时，通常以牙尖交错殆作为基准，此时上、下牙列达到最广泛、最紧密的接触。由于上、下颌牙列的接触关系是三维立体的，因此描述咬合关系通常从近远中向、颊舌向、垂直向三方面分别进行。人的正常咬合形态学特征主要包括以下几个方面（图 1-2）：

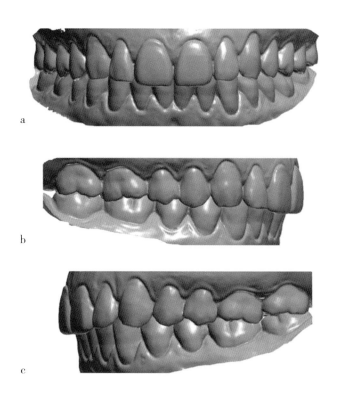

图 1-2　上、下颌牙列咬合正面观（a）、右侧面观（b）、左侧面观（c）

（口内扫描成像）

在近远中向，上、下牙列中线对正，且与上唇系带对齐；除下颌中切牙和上颌最后一个磨牙外，均为一颗牙对应对颌两颗牙；正常情况下，上颌尖牙的牙尖顶对应着下颌尖牙的远中唇斜面，下颌尖牙的牙尖顶对应着上颌尖牙的近中舌斜面；上颌第一磨牙的近中颊尖对着下颌第一磨牙的颊面沟，下颌第一磨牙的远中颊尖对着上颌第一磨牙的中央窝。在颊舌向，上颌牙列略大于下颌牙列，上颌牙列盖着下颌牙列唇（颊）侧，下颌牙列盖着上颌牙列舌侧。从切牙来看，当咬在牙尖交错𬌗状态时，上、下颌切牙的切缘在垂直方向有一定的距离，这个距离称为覆𬌗，通常覆𬌗的范围应在切 1/3 以内；当咬在牙尖交错𬌗状态时，上、下颌切牙的切缘在水平方向的距离称为覆盖，通常覆盖为 2~4mm。牙尖交错𬌗在垂直方向上的特征主要指咬合接触的部位，但目前对于垂直向接触部位特征的研究还很不够，还没有总结出一个为多数人所接受的、易于检查、诊断的指标体系。一般来说，在正常状态下，下颌前牙切端唇侧与上颌切牙舌面接触；上颌前磨牙舌尖与下颌同名前磨牙的远中边缘嵴区域接触；下颌前磨牙的颊尖与上颌同名前磨牙的近中边缘嵴区域接触；上颌磨牙的舌尖与下颌同名磨牙的远中部或远中邻牙的窝和边缘嵴区域接触；下颌磨牙的颊尖与上颌同名磨牙的近中部或近中邻牙的窝或边缘嵴区域相接触。

二、颌骨与颞下颌关节

参与口颌面功能运动的骨性结构主要包括上颌骨、下颌骨（含颞下颌关节）。

1. 上颌骨

上颌骨（maxilla）分为左、右两块，在腭中缝处融合为一体，形成颌面上部骨性结构的绝大部分（图 1-3）。上颌骨向上延伸构成鼻腔和眼眶的底部，向下延伸构成腭部和上颌牙列所处的牙槽嵴。上颌骨与构成颅部的骨骼连接紧密，因此上颌骨和上颌牙齿被看作是头颅的固定部分。

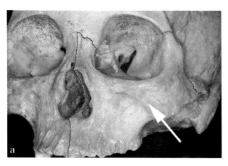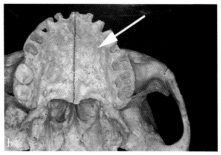

图 1-3 人左侧上颌骨

白色箭头所示为上颌骨，黑色虚线为骨缝。a. 前外侧面观；b. 下面观

2. 下颌骨

下颌骨（mandible）呈"U"形，分为水平部和垂直部，水平部称为下颌体，垂直部称为下颌升支，下颌体下缘与下颌升支后缘相连接的转角处称为下颌角。下颌体上部是容纳下颌牙齿的牙槽突，下颌升支向上延伸出两个垂直向的骨性突起，前方突起称为喙突，后方突起称为髁突（图 1-4）。下颌骨与颅部之间没有骨性连接，主要通过由肌肉、韧带等软组织形成的颞下颌关节悬吊在上颌骨下方，因此下颌骨在功能运动中的灵活性较大。

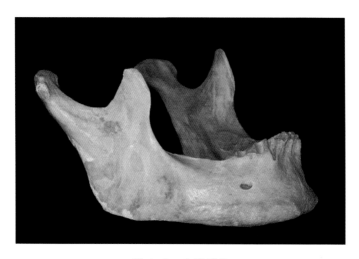

图 1-4 人下颌骨

3. 颞下颌关节

颞下颌关节（temporomandibular joint, TMJ）由髁突、颞骨关节面、关节盘、关节囊、关节韧带五部分组成，是颌面部唯一动关节，双侧联动，支持咀嚼、言语、发音、呼吸、表情等口腔功能运动，并承受咀嚼压力。

髁突（condyle）又称髁状突，位于下颌骨下颌升支的顶端，在耳前约15mm处皮下可以触到，髁突呈梭形，其前后径较短，内外径较长（图1-5）。髁突内、外两侧的突起分别称为内极和外极。髁突关节面上方覆盖一层较薄但是致密的纤维软骨，与透明软骨相比，可以更好地承受与咀嚼相关的负荷。髁顶处有一外前向内后走行的骨性隆起，称为横嵴，将髁突关节面分为前斜面和后斜面，前斜面呈窄长形，为髁突的主要负重部位，后斜面为圆三角形。髁突颈部明显变细，是骨折的好发部位。髁突形态存在较大的差异，不仅存在于不同个体间，也存在于同一个体的左右两侧髁突之间。

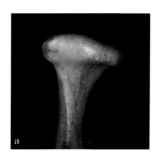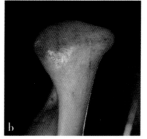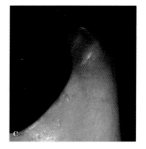

图1-5　人髁突（左侧）

a.前面观；b.后面观；c.外侧面观

颞骨关节面包括关节窝和关节结节两部分。关节窝位于颞骨鳞部下方，约比髁突大两倍，允许较小的髁突在较大的关节窝内做前后、内外等各个方向的运动（图1-6）。关节窝的外缘为颧弓的后续部分，最突起的部分称为关节隆突；关节窝后缘由外后向内前走行，与鼓室前壁交于鳞鼓裂；关节窝前方呈内外弧线走行略隆起的结构称为关节结节，其后斜面构成关节窝前壁，闭口时关节结节后斜面通过关节盘与髁突前斜面相对，是关节的主要负重斜面。关节结节前斜面较平坦，开口时髁突可向前运动到关节结节的前上方，此时髁突后斜面通过关节盘与关节结节前斜面相对。关节窝的穹顶通常非常薄，与颅中窝之间有时仅为一薄层骨板，不宜承受较大的负荷，在较大外力作用下髁突有可能穿透该部突入颅腔，引起颅脑损伤。

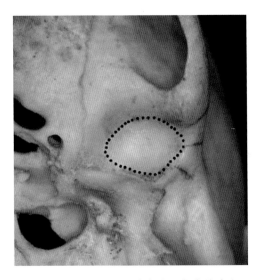

图 1-6　人颞下颌关节窝（黑色虚线内）

关节盘（articular disk）位于颞骨关节面和髁突之间，关节盘呈卵圆形，内外径较大，前后径较小，从矢状方向观为 S 形，从前至后按照厚度可分为前、中、后带，中带最薄，不含神经、血管，适于承受负荷（图 1-7）。关节盘可协调髁突与颞骨关节面之间的形态、大小差异，有效分散负荷、缓解咀嚼压力。

关节囊（articular capsule）由韧性较强的纤维性结缔组织构成，内表面衬以滑膜，滑膜可分泌滑液，具有营养、润滑和减少摩擦的作用。关节囊上前方附着于关节结节顶前方，上后方及内方附着于关节结节、鳞鼓裂、岩鳞裂和蝶骨嵴，上外侧附着于关节窝外缘，下方附着于髁突颈部。关节囊与关节盘周缘相融合将关节腔分隔为较大的关节上腔和较小的关节下腔，两关节腔完全不相通。关节上腔相对宽大，关节盘上表面与颞骨关节面可以构成一个完整的关节结构，称为盘－颞关节，以滑动运动为主。关节下腔相对窄小，关节盘下表面与髁突关节面也可以构成一个完整的关节结构，称为盘－髁关节，主要做前后向的转动运动，也称铰链关节。

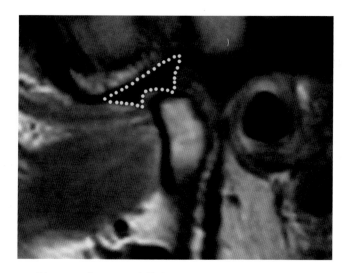

图 1-7　人颞下颌关节盘磁共振影像（黄色虚线内）

关节韧带（articular ligament）由胶原性结缔组织构成，每侧各有三条，包括颞下颌韧带、蝶下颌韧带、茎突下颌韧带。颞下颌关节韧带的主要功能为悬吊下颌，并限制下颌在正常范围内运动。

三、颌面部肌

颌面部肌包括颌面部的表情肌、咀嚼肌及舌肌等。表情肌位置表浅，起自骨面或筋膜，止于皮肤，收缩时使面部皮肤形成不同的纹理以表达喜怒哀乐等多种表情；咀嚼肌主要包括咬肌、颞肌、翼内肌及翼外肌，广义的咀嚼肌还包括舌骨上肌群。舌肌分舌内肌和舌外肌两部分，舌内肌的起止点均在舌内，收缩时改变舌的形态；舌外肌起于下颌骨、舌骨、茎突和软腭而止于舌，收缩时改变舌的位置。

1. 表情肌

表情肌多位于面部浅筋膜内，起自骨面或筋膜，止于皮下，按其分布部位可分为口、鼻、眶、耳、颅顶肌五组肌群。表情肌的纤维走向多与皮肤的皱纹相垂直，收缩时使面部皮肤形成不同的皱纹和凹陷，以表达喜怒哀乐等多种情绪。此处主要介绍与咀嚼、吞咽等功能密切相关的口轮匝肌和颊肌。

口轮匝肌（orbiculars oris）呈扁环形排列，肌纤维位于上、下唇内，环绕口裂数层且方向不同（图1-8）。口轮匝肌的浅层由固有肌纤维构成，从唇的一侧至另一侧；口轮匝肌的中层由唇周围肌的上、下组的肌纤维交织而成；口轮匝肌的深层在口角处由颊肌和唇周围肌的部分纤维构成。口轮匝肌的主要作用是闭唇，封闭口腔，并参与吮吸、进食、咀嚼与发音。不同层次的肌纤维收缩可以使唇运动的姿态不同。

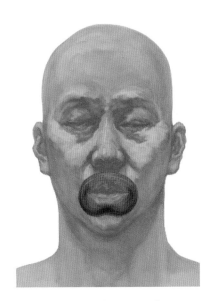

图1-8 口轮匝肌示意图

颊肌（buccinator）位于颊部，呈四边形的颊肌位于大部分唇周围肌的深面，口腔黏膜的浅面，起自上、下颌骨第三磨牙根尖牙槽突的外面和翼突下颌缝，纤维向口角汇集，止于口角、上唇、下唇和颊部的皮下（图1-9）。颊肌纤维向前交叉参与口轮匝肌的组成；但最上方和最下方的肌纤维无交叉。颊肌的主要作用是牵拉口角向后，使颊部更接近上、下牙列，有助于咀嚼和吮吸。当口腔充满气体而颊部膨胀时，颊肌的收缩还可将气体驱出口外。

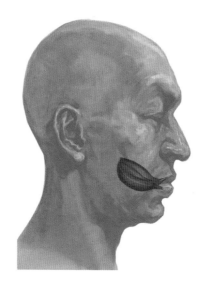

图1-9　颊肌示意图

2. 咀嚼肌

颞肌（temporal muscle）为扇形扁肌，起于颞窝和颞深筋膜的深面，表面被颞深筋膜所覆盖，由于位置表浅，颞肌在收缩时可明显触摸到（图1-10）。根据纤维走行方向，颞肌可分为前、中、后三束，前束肌纤维呈前上向后下走行，起提下颌向前上的作用；中束纤维较垂直，提下颌向上；后束大部分纤维向前下走行，最后部的纤维几乎水平向前；三束肌束向前下移行为粗大的扁腱，穿过颧弓深面止于下颌骨喙突的内侧、尖端、前缘及后缘，以及到下颌支的前缘，直至第三磨牙处。颞肌在维持和调整下颌骨位置方面起着重要的作用，其拉下颌向上的作用可因前、中、后肌束兴奋程度不同而使下颌产生程度不同的向前、向后方向的运动。双侧颞肌对称收缩，产生对称的提上颌作用；单侧颞肌收缩，下颌依其前束或后束收缩程度的不同，而向收缩程度较强的方向偏斜。前束收缩主要使下颌向上运动，中、后部肌束主要使下颌向后运动。在咬合运动中，既需要前部肌束向上牵拉，又需要后部肌束向后牵拉以完成上、下牙的咬合接触。

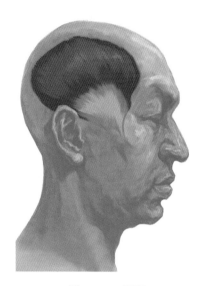

图 1-10　颞肌

咬肌（masseter muscle）位于下颌支的外侧，约呈长方形，较厚实，紧咬时在面颊部很容易触到其收缩，是产生咀嚼力的主要肌肉（图1-11）。咬肌可分为浅、中、深三层，浅层最大，以一厚腱膜起于上颌骨颧突及颧弓下缘的前 2/3，斜向后下，止于下颌角咬肌粗隆和下颌支外侧面的下后部；中层起于颧弓前 2/3 的深面以及后 1/3 的下缘，较垂直，止于下颌支中部；深层起于颧弓深面，止于下颌支上部和喙突。中层和深层肌束间无明显界限，此两层合称咬肌深部。浅、深两层肌束形成"十"字形交叉。咬肌位于皮下，当其收缩时很易于触及并从体表即可观察到。各肌纤维不同程度的收缩可产生精细的咬合运动。双侧咬肌收缩可使下颌向前上运动，单侧收缩可使下颌向收缩侧方向运动。咬肌深部走行向下、略向前，在下颌处于前伸位时，深部收缩可使下颌向上、向前，有助于将下颌从前伸位拉向后上。

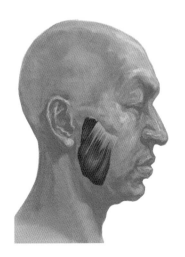

图 1-11　咬肌

翼内肌（medial pterygoid muscle）位于颞下窝和下颌升支的内侧面，与下颌升支外侧面的咬肌相对应（图 1-12）。翼内肌约呈长方形，起点有深、浅两个头，深头较大，起自翼外板的内面和腭骨锥突；浅头较小，起自腭骨锥突和上颌结节。两头环抱翼外肌下头，肌束行向下、后、外，止于下颌支内侧面的后下部以及下颌角内侧面的翼肌粗隆。翼内肌的作用与咬肌类似，主要是提下颌，并辅助下颌前伸和侧方运动。

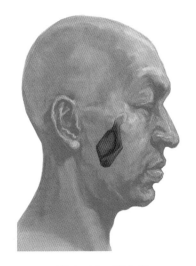

图 1-12　翼内肌

翼外肌（lateral pterygoid muscle）位于颞下窝内，约呈三角形，水平方向走行，有上、下两个头（图1-13）。上头较小，起自蝶骨大翼的颞下面和颞下嵴，止于关节盘前缘、关节囊及髁突颈部翼肌窝；下头较大，起于翼外板外侧，行向后外，止于髁突颈部的翼肌窝。翼外肌肌束几乎呈水平方向从前内向后外走行，两头肌纤维于止点处汇聚。上头小部分肌纤维止于颞下颌关节的关节囊前内面和关节盘前缘，上头大部分肌纤维与下头大部或全部肌纤维一并止于髁突颈部的关节翼肌窝。翼外肌的主要作用是牵引髁突和关节盘向前下，因此双侧收缩可使下颌向前、向下运动，单侧收缩可使下颌向对侧运动。翼外肌另一重要功能是在开、闭颌过程中，稳定和协调盘－髁突复合体。

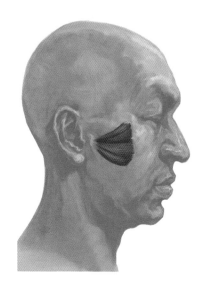

图1-13　翼外肌

舌骨上肌群包括双侧二腹肌前腹、下颌舌骨肌和颏舌骨肌等三对肌肉，其共同特点是起于下颌骨，止于舌骨，共同构成肌性口底。二腹肌前腹：较短，起于下颌骨前部的二腹肌窝，行向后下，与起于颞骨乳突切迹的二腹肌后腹会合于中间腱，中间腱借颈深筋膜构成的吊带系于舌骨大角和舌骨体侧面（图1-14）。下颌舌骨肌：呈扁三角形，位于二腹肌前腹的上方。起于下颌骨内侧面的下颌舌骨线，其后份纤维行向内下，止于舌骨体，中份和前份纤维止于正中纤维缝（图1-15）。

颏舌骨肌：位于下颌舌骨肌的上方。起于下颌骨颏联合内侧面的颏下棘，行向后下，止于舌骨体前面，并与对侧的同名肌相融合（图1-16）。

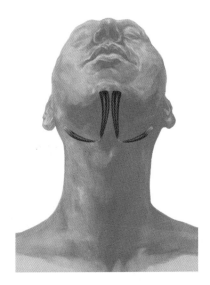

图1-14　二腹肌

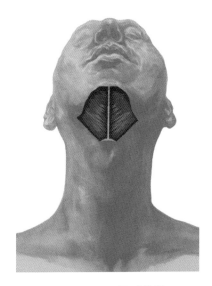

图1-15　下颌舌骨肌

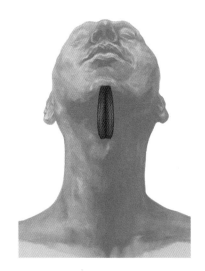

图 1-16　颏舌骨肌

3. 舌部肌

舌肌为横纹肌，构成舌的主体，分为舌内肌和舌外肌两部分。舌内肌的起止均在舌内，包括舌上纵肌、舌下纵肌、舌横肌和舌垂直肌等四部分（图 1-17，图 1-18）。舌内肌的肌纤维纵横交织，收缩时改变舌的形态。舌内肌的舌上纵肌和舌下纵肌收缩时使舌缩短；舌横肌收缩时使舌伸长；舌垂直肌收缩时使舌变宽。舌外肌主要起于下颌骨、舌骨、茎突和软腭而止于舌，分别称为颏舌肌、舌骨舌肌、茎突舌肌和腭舌肌，收缩时改变舌的位置。舌内外肌共同作用使舌的运动复杂而灵活，使其在咀嚼搅拌、构音、吮吸、吞咽中起到非常重要的作用。

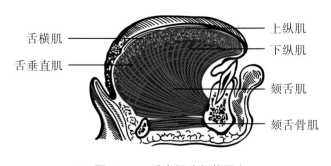

图 1-17　舌内肌（矢状面）

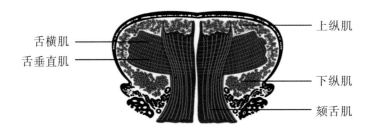

图 1-18　舌内肌（冠状面）

第二节　颈肩部功能解剖

一、颈部功能解剖

颈部的作用是支撑头部，由脊柱上端 7 块颈椎构成主体，形成向前的生理曲度，并通过肌肉的牵拉产生运动，颈部借助复杂的肌肉和骨骼构造，做出错综复杂的动作，并可产生肌力来支撑头部。

1. 颈椎形态及相关病变的影像学表现

颈椎的骨性结构主要包括 7 个椎体。颈椎（cervical）的椎体较小，呈椭圆形，横突上有横突孔，椎动脉和椎静脉由此孔通过；棘突短而分叉；上、下关节突的关节近似水平位，使颈部能灵活运动。相邻椎骨上下切迹围成椎间孔，有脊神经和血管通过。第 1 颈椎（C1）也称寰椎，呈环形，无椎体及棘突，由前后弓和两个侧块组成。侧块的上面有一对关节面与枕骨髁构成寰枕关节，下面有一对下关节面与第 2 颈椎的上关节面构成寰枢关节。寰椎具有较大的横突，通常可在体表触及。第 2 颈椎（C2）也称枢椎，椎体上有齿状突，向上伸入寰椎前弓后侧，寰椎两个侧块间的横韧带拦住齿状突，限制其向后或向椎管内移位，寰椎围绕齿状突旋转，使头部可以左右转动。第 3 颈椎（C3）

到第 6 颈椎（C6）的形态为典型椎骨，其横径较前后径宽，椎体上表面突起，下面凹陷，椎孔较大呈三角形。第 7 颈椎（C7）棘突长大，从后侧触诊时明显，可作为颈椎定位的标志。颈椎中除寰椎、枢椎之间无椎间盘外，其余各椎体间均有椎间盘存在。

进行颈椎影像学检查时，主要关注有无颈椎生理曲度改变、椎间隙变窄、骨赘形成等。颈椎前突的最突点一般位于 C4，测量颈椎前突方法为从 C2 齿突后上缘向下至 C7 椎体后下角划一连线，该线至 C1~C7 椎体后线的最宽距离，正常值为 12 ± 5mm，大于 17mm 为前曲过度，小于 7mm 为曲度变直，椎体后线某一局部向后超越该垂直线为反曲（图 1-19）。椎间盘可以因为髓核突出，椎间盘含水量减少，发生纤维变性而变薄，表现在 X 线片上为椎间隙变窄。椎体前后接近椎间盘的部位均可产生骨赘及韧带钙化。

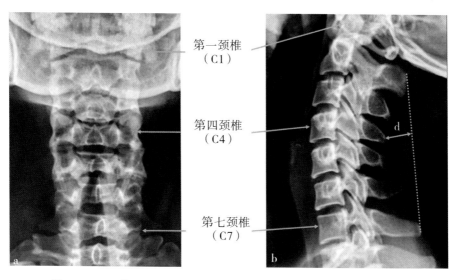

第一颈椎（C1）

第四颈椎（C4）

第七颈椎（C7）

图 1-19　颈椎正位（a）、侧位片（b）。d：颈椎生理曲度测量值

2. 颈部肌群

颈部肌群依照所在的位置分为颈浅肌群、舌骨上肌群和舌骨下肌群及颈深肌群。

　　颈浅肌群：颈浅肌群有颈阔肌和胸锁乳突肌，颈阔肌的作用是拉口角向下。胸锁乳突肌斜列于颈部两侧，是一对强有力的肌肉，分两头起自胸骨柄和锁骨端，斜向外上方止于颞骨乳突，由副神经和颈神经双重支配。一侧收缩使头颈向同侧屈曲并向下，两侧收缩使头后仰，颏部向上。

　　舌骨上肌群：包括二腹肌、茎突舌骨肌、下颌舌骨肌和颏舌骨肌。当舌骨固定时，舌骨上肌群收缩可拉下颌骨向下而开颌；当下颌骨固定时，可上提舌骨、口底和舌，协助吞咽。

　　舌骨下肌群：包括胸骨舌骨肌、肩胛舌骨肌、胸骨甲状肌和甲状舌骨肌，舌骨下肌群收缩时下拉舌骨。舌骨上、下肌群共同收缩，能固定舌骨以有助于附着舌骨的诸肌活动。

　　颈深肌群：颈深肌群，肌细小，均位于颈段脊柱前面，有颈长肌、头长肌、头前直肌和头侧直肌运动脊柱的肌群有直接和间接两种，直接者一端或两端附丽于脊柱，间接者为两端都不附丽于脊柱，但收缩可引起脊柱关节的运动。根据所在部位分为前群、外侧群和背侧群。外侧群在颈部有斜角肌，背侧肌群特别发达，主要有斜方肌、背阔肌及在斜方肌深层的肩胛提肌和菱形肌。斜方肌位于项背部呈三角形，起自上项线、枕外隆凸、项韧带及全部胸椎棘突，纤维向外上止于锁骨的肩峰端、肩胛冈和肩峰。斜方肌的肌纤维分为上、中、下三个部分。上部纤维的主要功能是耸肩，可提肩胛骨使其外旋；中部纤维收缩使肩胛骨内收外旋并向脊柱靠拢，下部纤维收缩使肩胛骨下降，两侧共同收缩使肩胛骨向脊柱靠拢，如果肩胛骨固定可使头颈后仰。菱形肌收缩使肩胛骨内收、内旋。做耸肩动作时斜方肌和提肩胛肌同时收缩。斜方肌及颈椎深部肌在维持脊椎姿势平衡中有重要意义。

二、肩部功能解剖

　　肩部骨性结构主要有锁骨、肩胛骨和肱骨，以及与之功能关系密切的胸骨、肋骨，肌肉、韧带等软组织，以胸锁关节、肩锁关节、盂肱关节及肩胛胸廓关节等结构形式将各个骨连在一起。

1. 肩部关节（图 1-20）

胸锁关节：包括锁骨的内侧头、胸骨的锁骨面积第一肋骨的软骨组织上缘，胸锁关节作为整个上肢的基点，它连接着上肢骨骼与中轴骨，因此，该关节必须牢固附着，同时允许大范围的运动。胸锁关节由一个关节囊包裹着，该关节囊由胸锁前韧带与胸锁后韧带进行加固。当关节活动时，肌肉为关节提供更大的稳定性；在前边由胸锁乳突肌进行固定，在后边由胸骨甲状肌和胸舌骨肌进行固定，在下边由锁骨下肌进行固定。

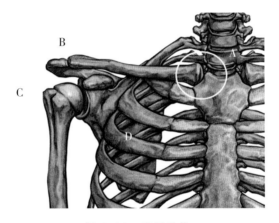

图 1-20　肩部关节

胸锁关节（A）、肩锁关节（B）、盂肱关节（C）及肩胛胸廓关节（D）

肩锁关节：是锁骨外侧头与肩胛骨肩峰之间的关节，为一滑动关节或平面关节。肩锁关节由关节囊围绕，该关节囊由上韧带与下韧带来加固。上囊韧带是通过三角肌与斜方肌来加固的。喙锁韧带由斜方韧带与锥状韧带两部分组成，使肩锁关节更加稳定。

肩胛胸关节：本身并非实际的关节，而是肩胛骨与胸廓侧后壁之间的连接点，这两个面不直接接触，由肩胛下肌、前锯肌、竖脊肌等肌肉分开。

盂肱关节：是肱骨大凸头与关节窝前凹面之间形成的关节，该关节与移动的肩胛骨一起产生肩部运动的广泛范围。盂肱关节由一个纤维囊围绕，该纤维囊连接着关节窝的边缘，并延伸到肱骨的解剖颈。关节囊内潜在空间较大，为盂肱关节提供了较大的灵活性。关节窝的边缘由纤维软骨环（盂唇）环绕，盂唇增大了与肱骨头的接触面积，进而帮助稳固该关节。

2. 肩部肌群功能

肩部几乎没有单独活动的肌肉，结成"群"的肌肉在不同的关节间完成高度协调的动作。肩部的大多数肌肉分为两类，即近端稳定肌肉或远端活动肌肉。近端稳定肌肉由源自脊柱、肋骨与头盖骨及嵌入肩胛骨与锁骨的肌肉构成，如前锯肌与斜方肌。远端活动肌肉由源自肩胛骨与锁骨及嵌入肱骨与前臂的肌肉构成，如三角肌与肱二头肌。

抬高手臂的肌肉："抬高"指把手臂抬到头顶上方的主动动作，未指定活动平面。做手臂抬高动作的肌肉可以分为以下三组：①在盂肱关节处抬高手臂的肌肉主要是三角肌前部、三角肌中部与冈上肌。②肩胛胸关节处抬高手臂的肌肉主要是前锯肌及斜方肌的上缘纤维与下缘纤维。③控制盂肱关节动态稳定的旋转肌群包括肩胛下肌、冈上肌、冈下肌与小圆肌。

使肩内收和外展的肌肉：包括后三角肌、背阔肌、大圆肌、肱三头肌长头与胸大肌胸肋头。

使肩向内和向外旋转的肌肉：肩部内旋肌肉包括肩胛下肌、前三角肌、胸大肌、背阔肌与小圆肌。肩部外旋肌肉包括冈下肌、小圆肌与后三角肌。

肩部的四个关节协调配合来实现上肢的稳定性和运动自由度的最大化。肩锁关节是肩部所有运动的基础支点，肩胛胸关节是肱骨所有主动运动的重要力学平台，盂肱关节是肩部最远端最灵活的关节。肩部肌群通常协同配合来控制着大范围运动，而非独立发挥作用。

第二章 颞下颌关节紊乱病

颞下颌关节紊乱病（temporomandibular disorders, TMD）是口腔颌面部常见的疾病之一，在颞下颌关节相关疾病中，此病最为多见。许多学者认为，颞下颌关节紊乱病并非指单一疾病，而是一类病因尚未完全清楚但具有相同或相似临床症状的一组疾病的总称，主要症状为颞下颌关节弹响、颌面部疼痛和下颌运动异常，可能会伴有头痛、耳鸣、颈椎功能障碍等。临床上常常表现为时好时差、迁延反复的发病特征，以成年女性多见。

第一节 病 因

颞下颌关节紊乱病的发病原因尚未完全明确，许多学者根据实验和临床研究，提出了一些和本病发病有关的因素，但是尚没有哪种病因学理论被广泛接受。有学者提倡综合因素致病学说，认为单个因素通常不足以导致颞下颌关节紊乱病，而当多个病因因素同时存在时，更容易诱发该症。

1. 咬合因素

异常咬合作为一种异常生物力刺激，通过牙周－神经－肌肉的反馈作用，可导致颌面部肌肉异常收缩，颞下颌关节因而受力异常，当肌收缩变化幅度超出机体代偿能力时，便出现相应的症状。对颞下颌关节紊乱病患者的临床检查常常发现有明显的咬合问题，例如：咬合干扰、早接触、错𬌗（例如锁𬌗、反𬌗、深覆𬌗等）、缺牙、第三磨牙伸长、咬合面异常磨耗等。

2. 心理社会因素

由于性格、心理等方面的原因，导致部分患者在某种情绪环境下产生焦虑、烦躁的情绪，使得颌骨肌异常收缩，进而出现颌面部疼痛症状。该类病症曾被称为颌面肌疼痛功能紊乱病（Myofacial-muscular Pain Dysfunction）。

3. 创伤因素

除下颌受到撞击等对关节的直接损伤外，一些微小创伤可能导致颞下颌关节受损，例如乘车时急刹车过程中的头颈晃动（又称为甩鞭运动），运动中颌面颈部不慎被碰撞等，由于这种损伤较小，不易被检出，但时间久了容易积累，最终表现出相应症状。

4. 磨牙症因素

持这种观点的学者认为，患有磨牙症（以夜磨牙多见）者升颌肌收缩力量过大，可导致颞下颌关节负荷过大而引起相应症状。

5. 关节组织结构的先天发育因素

一些患者的颞下颌关节发育缺陷，对其行使功能有影响，从而易患颞下颌关节紊乱病。

6. 进化因素

从功能上看，随着人类的进化，颞下颌关节和颌骨变得更为灵巧，以适应更为复杂的言语和表情等功能活动。正因如此，关节许多结构（如韧带）相对变弱，关节的承重能力降低。人类关节运动类型及运动灵活性、运动范围等功能特点与解剖结构的不协调，成为颞下颌关节出现功能紊乱的潜在因素。

7. 其他因素

关节区受到寒冷刺激、不良姿势引起肌功能紊乱、下颌骨及髁突的位置异常等，也是诱发颞下颌关节紊乱病的因素。

第二节　临床表现

颞下颌关节紊乱病最常见的症状是颞下颌关节弹响、颌面部疼痛和下颌运动障碍，可以伴有耳鸣、头痛、肩颈部疼痛等症状，还可出现颞下颌关节绞锁、张口偏斜或摆动，可有前伸或侧向运动障碍等。

1. 弹　响

弹响是下颌运动过程中关节运动不光滑、出现异常声音的统称，主要有咔嗒音、摩擦音、撕裂音等，咔嗒音可以是单音或复合音，清脆的单音可以时程很短、声音很大，甚至旁人可以清晰听见；摩擦音或撕裂音则多为连续的杂音。弹响可出现在开口、闭口、侧向运动或前伸运动过程中。多数情况下不需要用听诊器听诊，而是通过触诊"感受"弹响时关节的动度而作出诊断。

2. 颌面部疼痛

疼痛以钝痛为主，通过疼痛的视觉模拟评分法（Visual Analogue Scale/Score，VAS）评分（图 2-1），多为中度程度的疼痛，咬合痛和运动痛较常见，但静止痛并非罕见；压痛部位可以是咬肌、颞肌、髁突外侧或后方（触压外耳道前壁）、乳突附近（胸锁乳突肌乳突头）、下颌升支后方等。

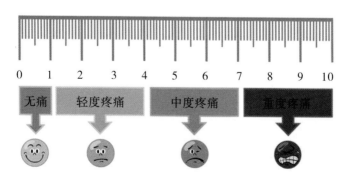

图 2-1　视觉模拟（VAS）疼痛量表

从左侧低分值到右侧高分值，代表疼痛程度不同，由轻度、中度直至重度疼痛。

3. 下颌运动障碍

下颌运动障碍主要表现为张口受限、开口型异常和关节绞锁。正常成人最大张口度（张口时上、下切牙切缘之间的距离）在40mm以上，而颞下颌关节紊乱病患者张口受限时多小于35mm，有的仅有20mm左右。开口型是指开口时下颌是否直线向后下，或是偏向一侧或两侧偏摆，反映了双侧髁突运动的对称情况。

4. 关节绞锁

关节绞锁指开闭口过程中遇到阻碍而不能继续开口或闭口，但通过主动调整，例如用手活动一下下颌后，又可以继续完成开、闭口动作的现象。关节绞锁可分为张口绞锁和闭口绞锁。

5. 其他临床表现

颞下颌关节紊乱病的耳鸣多呈持续性，耳科检查通常无明显异常；头痛呈放散型，可涉及颞部、顶部、枕部、颈部、额部、眼眶周围等，可以是单侧，也可以是双侧；肩颈部疼痛也非罕见，疼痛类似落枕时的症状，可涉及颈后部、肩部、臂部。颈部疼痛可致转头障碍，肩臂部疼痛可致抬臂困难，但骨科检查未见明显异常。

第三节　临床检查与诊断

一、临床检查

1. 病史采集

病史采集包括症状出现的时间、可能的诱因，相关症状（例如疼痛、张口受限）的程度，是否有颌面部外伤史、磨牙症、类风湿性关节炎、牙科疾病及其治疗史，是否有耳鸣、眩晕、头痛、颈肩部疼痛等症状，本主诉症状的治疗史等。

2. 临床体征

临床体征包括患者的精神状态，面型对称与否，口颌面颈部姿势，颌面肩颈部触压痛部位与程度，颞下颌关节弹响部位、时程与性质，下颌功能运动，张口型、张口度以及发音等功能状态。

3. 咬合检查

咬合检查主要包括口内检查和制取石膏研究模型进行的体外观察（图2-2）。检查项目包括：牙数、安氏分类、覆𬌗、覆盖、错𬌗畸形、磨耗程度、缺牙及其修复情况等，并对牙周的一般健康情况作出基本评价。

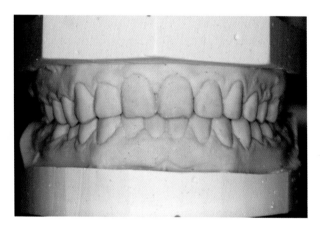

图2-2　石膏研究模型

4. 影像学检查

颞下颌关节影像检查：目前以CT检查为常见，尤其是锥形束CT（牙科CT）以其高敏感度而备受重视。磁共振（MRI）检查可提供关节盘位置及其附着、关节软骨、关节积液、骨髓变化（如骨髓水肿、坏死等）等影像信息。

5. 专科检查

肌电图、下颌运动轨迹描记、咬合力、咀嚼效率等检查也常用以评价口颌系统的功能，但至今尚未作为普遍接受的检测指标用于临床。

二、诊断与鉴别诊断

颞下颌关节紊乱病的诊断主要依据临床症状和体征，借助影像学检查可以对关节部位的病变程度及病变特点作出分级、分类诊断。例如：根据 CT 影像表现，可以有骨质增生、骨质吸收、骨关节面磨损等诊断；根据磁共振影像表现，可以有关节盘可复性或不可复性前移位、关节积液等诊断；根据造影结果，可以有关节盘穿孔等诊断。

颞下颌关节紊乱病需要与颌面部肿瘤、外伤骨折、风湿性关节炎等可以导致患者出现疼痛、张口受限的疾病相鉴别。可通过询问病史、生化检验以及影像学检查等方法进行鉴别诊断。

第四节　治疗方法

基本原则是以保守治疗为主，可采用综合性对症治疗措施，消除或减弱致病因素。对于原因不明的颞下颌关节紊乱病，目前合理的、合乎逻辑的治疗程序是先采用可逆性保守治疗（咬合板、理疗、关节腔注射、肌功能锻炼等），其次用不可逆性保守治疗（调𬌗、正畸以及修复治疗等），最后才根据具体情况慎重选用手术治疗。

对于有明显咬合异常者，需要采取拔除异常的第三磨牙、调𬌗、正畸、修复等有针对性的措施加以治疗。异常咬合是颞下颌关节紊乱病的最主要和最常见的病因，此时针对病因进行的咬合治疗非常重要。

1. 咬合板治疗

咬合板治疗是最常见的保守治疗方法，咬合板按照佩戴部位不同，可分为上颌咬合板和下颌咬合板；按照覆盖牙列的范围不同，大致可分为前牙接触式咬合板和全牙列接触式咬合板等；按照制作材料不同，可分为软弹性咬合板和硬质咬合板；按照功能不同，大致可分为稳定型咬合板、松弛咬合板、调位咬合板、再定位咬合板、枢轴咬合板等。

临床上治疗颞下颌关节紊乱病最常用的是稳定型咬合板，另外根据临床的不同情况还可以采用其他咬合板，例如：松弛咬合板，主要用于肌源性张口受限；调位咬合板，主要用于垂直距离过低、需要做咬合加高的患者；再定位咬合板，主要用于颞下颌关节弹响患者；枢轴咬合板，通常用于不可复性关节盘移位造成关节绞锁的患者。临床上治疗颞下颌关节紊乱病最常用的是稳定型咬合板（关于稳定型咬合板的具体治疗与护理内容见第六章）。

2. 咬合治疗

主要包括以下四个方面：

（1）调𬌗治疗：对于因明显咬合干扰而引起的颞下颌关节紊乱病，可以采用调磨咬合干扰点的方法进行治疗。调𬌗治疗是一项专业性很强的治疗技术，目前临床上常用咬合纸对咬合干扰进行检查，医生分析、判断异常咬合点所在位置，然后进行调磨（图 2-3）。

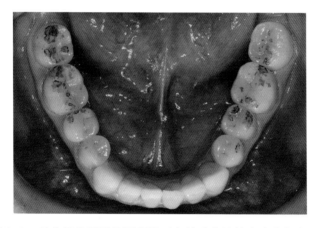

图 2-3　咬合纸检测到的下颌牙列上的咬合接触点（蓝色印记）

（2）正畸治疗：当颞下颌关节紊乱病明确为错𬌗畸形所致，则宜先行正畸治疗（图 2-4），正畸治疗后仍有咬合干扰点存在，可再采用调𬌗方法辅助治疗。

（3）修复治疗：若颞下颌关节紊乱病的病因明确为牙列缺损，应考虑以修复的方式恢复牙列的完整性（图2-5）。

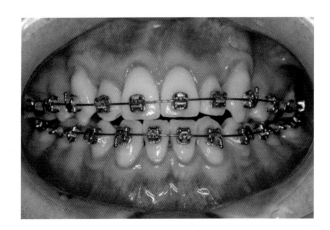

图2-4 正畸治疗

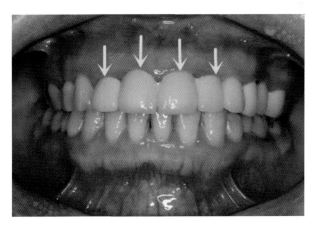

图2-5 修复治疗（箭头所示为烤瓷修复后的上前牙）

（4）其他治疗：拔除存在咬合干扰的第三磨牙，临床上常见第三磨牙阻生或先天缺失，导致对颌第三磨牙伸长，伸长的第三磨牙的近中常与对颌第二磨牙远中形成咬合干扰（图2-6）。由于萌出时间较晚及外形变异较大，第三磨牙常表现出反𬌗、锁𬌗以及其他尖窝不吻合接触等表现。拔除存在咬合干扰的第三磨牙是颞下颌关节紊乱病的常用咬合治疗方式之一。

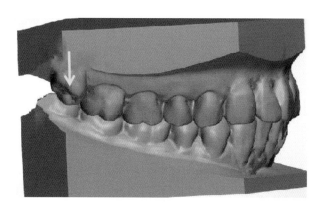

图 2-6　第三磨牙锁𬌗

3. 物理治疗

颞下颌关节紊乱病的常用物理治疗包括激光、经皮神经电刺激、超短波、热敷等。

4. 关节腔灌洗治疗

关节腔灌洗治疗是指在关节腔内注入冲洗药物，以清理关节腔内的炎性分泌物等。该方式常用于不可复性关节盘前移位、骨关节炎等治疗。常用冲洗液为生理盐水，并酌情在冲洗完毕后注入透明质酸和糖皮质激素等药物。

5. 辅助治疗

（1）肌功能锻炼：由于咀嚼肌功能状态对于颞下颌关节影响较大，进行适当的下颌功能锻炼有助于恢复咀嚼肌的功能状态，改善颞下颌关节的功能环境。

（2）药物治疗：颞下颌关节病的药物治疗属于对症治疗，可与其他疗法联合应用，是快速缓解症状、恢复口颌系统功能的重要手段。目前临床应用的主要药物有非甾体类解热镇痛抗炎药、弱阿片类镇痛药、糖皮质激素类药、软骨保护剂、关节润滑剂、肌松剂、抗抑郁药和抗焦虑药等。

颞下颌关节紊乱病早期诊治效果较好，当病情发展到中、晚期时，诊治疗程将会延长。若出现严重骨关节炎病变、关节盘穿孔等器质性改变，保守治疗效果不够理想时，可酌情采取外科手术方法进行治疗。

<h1 style="text-align:center">第五节 护　　理</h1>

护理人员应在全面了解颞下颌关节紊乱病相关知识的基础上，实现以下护理目标：①通过耐心交流缓解患者因不了解该疾病而产生的焦虑、恐惧等不良情绪；②通过健康宣教帮助患者了解在日常生活中应当注意的具体事项；③帮助患者积极配合治疗，提醒其按时复诊。

一、健康宣教

颞下颌关节紊乱病因病情复杂、病程较长，患者在治疗过程中往往会出现一些疑虑，因此在整个护理过程中，护士应根据患者的文化程度、接受信息的能力等方面综合评价患者的情况，采取多样化的宣教形式，使患者了解更多疾病相关知识，减少或消除患者对疾病的恐惧，从而积极配合医生治疗。

颞下颌关节紊乱病的健康宣教要点是对疾病性质的认识及其采取的相应措施，主要包括：

（1）颞下颌关节紊乱病属于功能紊乱性疾病，虽然严重者会有骨关节等部位的器质性变化，但对生命不构成威胁，患者应主动采取措施，消除焦虑情绪，积极治疗，绝大多数都可以获得满意的疗效。

（2）颞下颌关节紊乱病具有时好时坏、反复发作的特征，紧张、疲劳容易促使或加剧颞下颌关节紊乱病的发生、发展。

（3）已经出现颞下颌关节紊乱病症状者，应注意发现并纠正不良生活行为习惯，避免频繁大张口，避免咬坚果壳等硬物，患病期间宜进软食。

（4）加强口颌面颈部的肌功能锻炼（详见第十章），提高抵抗关节失稳的能力。

（5）改善全身状况和精神状态，包括接受积极的心理支持治疗，通过积极的自我辅助治疗、自我关节保护，改善关节功能。

（6）许多颞下颌关节紊乱病与咬合异常的关系密切，需要通过治疗咬合来治疗颞下颌关节紊乱病。

（7）有些颞下颌关节紊乱病患者需要矫正错𬌗畸形，如有必要，应和其他科室联合治疗。

（8）缺牙后容易出现余留牙的排列错乱，称为继发性咬合紊乱（图2-7），因此应尽早修复缺牙，避免出现继发性咬合问题，导致颞下颌关节紊乱病的发生。

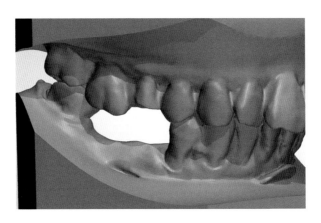

图 2-7　继发性咬合紊乱（缺牙后对颌牙伸长）

（9）现代人第三磨牙（智齿）的异常率很高，例如阻生、萌出位置异常、上下智齿咬合关系异常、智齿缺如导致对颌牙伸长等，因此应仔细检查智齿情况，尽早拔除异常的智齿。

（10）夜磨牙、紧咬牙等副功能活动可能与颞下颌关节紊乱病有关，应尽早诊断、治疗（具体内容见第三章）。

（11）有些少年儿童不慎摔倒在地，磕碰到颏部，导致局部皮肤破裂损伤，在颏部伤口清创缝合的同时，应关注颞下颌关节区域的损伤，因为严重者可能有髁突颈部骨折，轻者可伴有关节腔内渗出、积液。颞下颌关节 X 线影像检查即可确诊。对于有髁突骨折的患儿，请及时到颌面外科就诊治疗，对于没有明显骨折者，建议戴用 2~3 周咬合板，预防继发性关节粘连等问题的出现。

12. 有些不良习惯可能与颞下颌关节紊乱病有关，例如咬硬物及习惯性咀嚼韧性食物、重度叩齿、偏侧咀嚼、开口过大、长期伏案工作用手托着腮或托颏部等，应注意纠正。

二、专科护理

针对颞下颌关节紊乱病患者的不同情况，可采取戴用稳定型咬合板，调𬌗、正畸、修复等咬合治疗，物理治疗，肌功能锻炼以及局部注射等方法，具体治疗过程中的专科护理内容见本手册第八至十章。

第三章 磨 牙 症

　　磨牙症是指在非生理功能状态下不自主出现的咀嚼肌节律性收缩，使上下牙产生节律性、间断性磨动或紧咬的现象，这种不自主运动属下颌副功能运动。特点是：①非自主性；②有一定的节律；③有一定的咬合强度或运动幅度；④肌肉收缩的时间较常人明显增加。

　　根据出现时间的不同，磨牙症可以分为日磨牙和夜磨牙，根据咬合时下颌活动特征的不同，可以分为不自主磨动的磨动型，不自主持续紧咬牙的紧咬型，以及磨动和紧咬兼具的混合型。磨牙症的发病率很高，有些学者认为人群中 80%~90% 的人都有磨牙现象，甚至有人认为几乎所有人在其一生中都会有一个短暂的时期存在不同程度的磨牙现象。

　　磨牙症最明显的危害是造成牙体硬组织快速丧失，因异常下颌运动而可能导致颞下颌关节紊乱病等功能异常，因影响睡眠质量而对人们身体的健康情况造成一定程度的影响，因牙严重磨损而造成面型改变从而影响患者的心理健康，所以磨牙症的治疗以及护理非常重要。

第一节 病 因

磨牙症的病因目前尚未完全清楚，可能的病因因素包括：

1. 咬合因素

许多学者认为，咬合关系不协调是磨牙症的重要病因，早接触、𬌗干扰、长期缺牙导致的邻牙倾斜和对颌牙伸长等均与磨牙症密切相关。有研究指出人工造成的早接触可以导致牙齿磨动的下意识动作，表现为磨牙症。

2. 心理因素

精神心理因素被认为是引起磨牙症的重要原因之一，是近些年来磨牙症领域研究的热点之一。人类在出现精神紧张时会出现许多口腔行为的反馈，比如抽烟、嚼口香糖、牙齿磨动等，因此磨牙症也可能是释放精神压力的一种途径。

3. 睡眠因素

人类的睡眠周期可以分为快速动眼期和非快速动眼期，微觉醒是指在睡眠过程中，在脑电图上突然出现的 3~15s 脑波频率改变，其目的是维持机体在睡眠时一定程度的警戒。磨牙症可发生于睡眠任何阶段，在非快速动眼期发生的节律性咀嚼肌活动事件中，绝大部分与睡眠微觉醒有关，并伴有心脏节律和大脑皮质活动的一系列变化。因此，磨牙症被认为是继发于睡眠微觉醒的异常口腔活动。

4. 其他因素

牙周疾病、遗传、胃食管反流、咖啡因、酒精等精神活性物质摄入等都可能为磨牙症的致病因素。

第二节 临床表现

磨牙症典型的临床表现为牙齿磨动或紧咬，磨动型磨牙症是指伴有牙齿磨动并发出声音的磨牙症，紧咬型磨牙症是指无牙齿水平磨动的磨牙症，其特点是无明显的下颌运动和磨牙声音。

磨牙症患者可有以下临床表现：

1. 牙齿异常磨耗

磨动型磨牙症患者上下颌尖牙牙尖、前磨牙及磨牙的颊尖，可出

现明显非功能性磨损平面，严重者表现为可全口牙的重度水平磨损，
𬌗面尖嵴结构模糊或消失（图 3-1）。紧咬型磨牙症患者后牙𬌗面磨损
呈杯状，即边缘嵴高而陡，中央部低平且牙本质暴露。

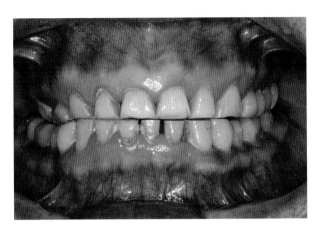

图 3-1　牙齿重度磨耗，切缘和𬌗面被磨平

2. 牙本质暴露

牙齿因过度磨损出现冷、热、酸、甜敏感（图 3-2），严重者可以
表现为露髓、牙隐裂、楔状缺损、牙折、咬合高度降低等。有时会出
现修复体崩瓷、种植体周围炎等表现。

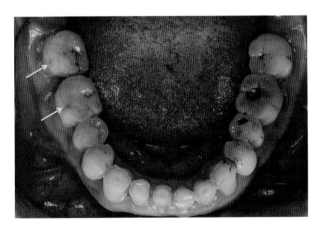

图 3-2　牙本质暴露

3. 牙周创伤

因磨牙症患者咬合力异常，牙周组织可出现牙槽骨吸收和牙槽骨结节样增生两种表现。

4. 咀嚼肌症状

磨牙症患者可伴有口颌面部肌肉酸胀不适等症状，夜磨牙患者晨起后常有面部肌肉酸困、疼痛；病史较久者可以有咬肌发达的表现。

5. 颞下颌关节症状

有学者认为磨牙症患者存在咀嚼肌功能亢进、颞下颌关节受力异常等因素，可导致颞下颌关节功能紊乱，进而出现关节弹响、疼痛、张口受限等症状。

第三节　临床检查与诊断

一、临床检查

磨牙症患者的临床检查主要包括牙齿、咬合的检查，以及与咬合相关的功能检查。

1. 口内检查

重点观察牙齿磨损情况，包括磨损出现的部位、程度，以及因磨损导致的咬合接触问题。还应检查有无楔状缺损、牙隐裂、牙尖崩裂缺失、牙根折裂；牙齿𬌗面对外界刺激的敏感度等；垂直距离是否变短，牙弓各段𬌗面磨损是否均匀，𬌗平面是否符合正常形态。

2. 研究模型制取

制取上、下颌研究模（参见图 2-2），便于从牙齿的各个角度观察牙齿磨损情况，判断牙磨损受累范围和程度，并观察牙齿磨损对咬合接触关系的影响。在模型上观察异常咬合平面情况，通过查看磨损部位验证牙齿磨动方式。

3. 全口曲面断层片

全口曲面断层片主要判断与牙齿磨耗相关的牙周组织创伤以及牙根变化情况。

4. 双侧 TMJ 影像检查

双侧 TMJ 影像检查用以判断患者关节间隙变化情况（评价咬合高度相关的垂直距离变化），关节的骨质改变（评价关节负荷相关的骨改建）情况。

5. 多导睡眠监测

通过监测患者睡眠中的脑电、肌电、心电、呼吸等数据，客观评价患者睡眠周期、咀嚼肌节律性运动的情况和相关性。实时记录磨牙活动发生的时间及频率。

二、诊 断

磨牙症的临床诊断尚无统一公认的标准，多导睡眠监测由于可以实时检测到磨牙活动被认为是夜磨牙诊断的金标准，但鉴于仪器设备昂贵、使用条件（例如专用的过夜诊室）复杂等特点，在临床上很少采用。临床上多通过病史采集和临床专科检查，经过综合判断而对不同类型的磨牙症做出诊断。夜磨牙症的诊断依据主要是患者或其同寝室人的主诉，日磨牙症的诊断依据则可通过观察患者异常下颌运动过程中的磨牙声响做出诊断。日磨牙症的诊断应排除颅内占位性病变所导致的下颌运动功能异常。

第四节 治疗方法

由于目前磨牙症的病因尚不清楚，临床上主要以对症治疗为主。

应提前告知患者目前所采取的治疗措施都是以预防和保护牙体组织免受进一步磨损为主要目标，并尽量消除可能引起或加重磨牙的不良因素，尚难做到对因治疗，因此，是否可以减轻或治愈磨牙症尚不确定。

1. 咬合板治疗

咬合板主要用以隔离上下牙从而达到阻断牙齿磨损的目的。目前，应用较广泛的是稳定型咬合板和松弛咬合板。

用于治疗磨牙症的稳定型咬合板可采用硬质或软质材料制成。硬质咬合板多由硬丙烯酸树脂制成，与颞下颌关节紊乱病患者戴用的稳定型咬合板类似，此种咬合板耐磨性较好。但是，由于硬质咬合板无弹性，无论是夜磨牙还是紧咬牙者，可能有持续压低对颌牙的作用（尤其是前牙接触式咬合板）。夜磨牙患者仅需晚上佩戴，因此这种影响可以忽略不计。软质咬合板采用富有弹性和韧性的材料制成，可使过大的咬合力得以缓冲和释放，可有效降低对牙体、牙周组织的压力。由于软质咬合板耐磨性较差，需要经常更换，对患者的时间和经济上造成一定的压力。

松弛咬合板也称前牙平面咬合板，同样可以用于紧咬牙、夜磨牙患者的治疗，主要戴在上颌，由腭侧基托、固位卡环和覆盖在两侧尖牙之间的平板构成。平板在前牙区有宽 3~4mm 的平面，与下颌前牙呈点状接触，这样可使后牙悬空不接触，以消除𬌗因素对于口颌系统功能的影响。应注意长期戴用松弛咬合板可能导致咬合变化（如前牙被压低甚至出现开𬌗），故现在临床上很少使用。

2. 肌松弛治疗

应用如理疗、咀嚼肌局部喷雾、肌痛点封闭等方法，降低咀嚼肌张力，可有效减轻肌紧张，从而缓解磨牙症症状。

3. 调𬌗治疗

对于因明显咬合干扰而引起的磨牙症，可以采用调磨咬合高点的方法进行治疗。

4. 咬合重建治疗

对于全牙列重度磨耗的患者，由于垂直距离丧失，可显著影响下颌功能活动，可通过咬合重建恢复咬合高度进而改善下颌功能活动。

5. 行为医学治疗

基于磨牙症是一种下意识的不良行为或动作习惯的认识，可采用行为医学疗法，包括心理疗法与肌肉放松疗法，充分调动患者积极性与自控能力，可一定程度上减轻磨牙的发生。

第五节 护 理

护理人员应在全面了解磨牙症相关知识的基础上，实现以下护理目标：①向患者介绍磨牙症的病因与危害，提高对疾病的专业认识。②消除患者对疾病的恐惧焦虑抑郁情绪，使患者可以自觉、自主的加入疾病治疗中。③使患者了解并掌握配合治疗的知识（例如戴用磨牙咬合板），了解治疗期间的注意事项。④纠正患者不良口腔习惯，养成良好的生活习惯。⑤使患者掌握自我病情监测方法，随时与医生保持联系。

一、健康宣教

1. 磨牙症对牙体、牙周组织的危害

磨牙症的主要危害来自肌肉异常收缩所产生的持续的、较强的咬合力或磨动力，且由于磨牙时上下牙齿中间缺少食物的缓冲作用及唾液润滑作用，牙齿之间摩擦力较大，可能导致牙齿因磨损而变短、牙齿敏感、牙齿疼痛、牙尖因不均匀磨耗而局部锐利等问题（图3-3），并且可因牙齿受力异常而出现牙根吸收、牙槽骨吸收、牙齿松动等牙周组织创伤情况。

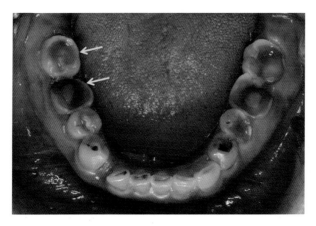

图 3-3　牙齿异常磨损（箭头所示）而导致的牙齿边缘锐利

2.磨牙症对颞下颌关节及口颌面颈肌的危害

正常人一天上下牙齿接触时间仅为 20min 左右，磨牙症患者不仅增加了牙齿咬合接触时间，增加了咬合负荷，也增加了面部肌肉收缩时间，面部肌肉得不到有效休息，会引起面部肌肉疲劳、疼痛、晨起肌肉紧张，甚至咬肌肥大等肌肉症状，严重者还会引起头疼。肌紧张还可增加颞下颌关节的负荷，从而对颞下颌关节产生不良影响，导致颞下颌关节弹响、疼痛等症状，有人发现颞下颌关节紊乱病的症状严重程度与磨牙症有关。

3.磨牙症对心理状态的影响

夜磨牙由于常常伴随着牙齿磨动的声音，在夜晚睡觉时会严重影响自己及他人的正常休息，长此以往，影响工作及生活；长期磨牙，肌功能亢进导致的面型变化，还可给患者造成心理负担，引起抑郁等不良心理症状。

4.目前对成人磨牙症的认识

随着人们生活水平及对口腔保健认知的提高，磨牙症越来越受到关注。现阶段，临床对于磨牙症的病因尚未有统一结论，其治疗方法及效果也没有明确结论，在世界范围来说，磨牙症依旧是一个难题。

虽然对于成人磨牙症尚缺乏明确的可以根治的治疗方法，但是咬合板可以有效阻断磨牙，是一种比较安全可靠的防止牙齿快速磨损的治疗措施。

5. 少年儿童磨牙症的健康宣教

儿童和青少年正处于发育期，也是磨牙症的高发期。对于少年儿童的磨牙症患者，不宜采用一些成人治疗方法（如长期戴用殆板），以免影响其正常发育。患儿家长应在接受口腔宣教的基础上，教育患儿养成良好的口腔卫生习惯，纠正不良睡姿，养成良好的睡眠习惯。应特别注意乳牙过早脱落及换牙期的咬合变化，及时采取措施，对异常咬合关系进行必要的纠正或干预。注意调节青少年期的学习压力及其他紧张情绪，保持良好心态和生活习惯。保持良好的饮食习惯，纠正偏食挑食现象。值得一提的是，由于少年儿童处于生长发育阶段，在咬合正常建殆或进行错殆矫正等针对性的咬合治疗后，许多磨牙症可以得到明显改善，疗效明显高于成人。

二、专科护理

磨牙症咬合板板分为软硬两种材质，都可以有效阻断牙齿磨耗，对牙齿有很好的保护作用，避免牙齿异常磨耗引起的危害。两种不同材质咬合板的特征如下（关于咬合板的制作与应用详见第六章）。

（1）硬质材料的咬合板（图3-4）：可以是全牙列接触式，也可以是前牙接触式。全牙列接触式咬合板以稳定型咬合板最常用，因为它不改变颌位关系，也不产生牙齿伸长等副作用；前牙接触式咬合板后牙区域是悬空的，时间久后可能会造成后牙伸长。但磨牙症以夜磨牙为多见，仅夜间戴用，因而这种后牙伸长的副作用通常很小。磨牙症患者戴用咬合板一段时间后，可在咬合板表面观察到磨耗痕迹，若磨耗过快或材料磨损过重，说明磨牙症状较重，应及时与医生联系，以便尽早采取适当的措施。

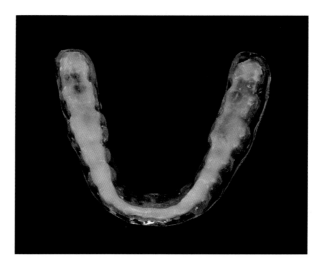

图 3-4 硬质咬合板（𬌗面衬垫有自凝树脂材料）

（2）软质材料的咬合板（图 3-5）：临床上常用的是 2.0mm 厚度的软膜咬合板，与硬质咬合板不同，软质咬合板表面不需加衬材料，主要起隔离上下牙的作用。

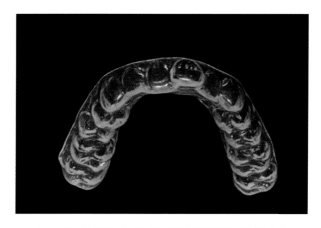

图 3-5 软质咬合板（以高弹性压膜材料制成）

（3）无论采用何种咬合板，若磨牙较严重，咬合板磨穿之后需重新制作。

（4）佩戴咬合板状态下不可进食，应避免与热源接触，以免造成咬合板变形。

（5）夜磨牙患者白天不戴咬合板时，应将咬合板放在凉水中保存，避免放在放在热水中，因为热水可导致咬合板变形。外出时建议将咬合板置于硬质盒子中携带，避免压坏。

（6）磨牙症患者咬合板可能需要终生佩戴，佩戴期间应遵医嘱定期复诊，复诊时务必带上咬合板。

三、日常生活护理

1. 精神心理方面

避免精神过度紧张，注意缓解日常情绪压力；养成良好的生活习惯，作息规律，保持良好的睡眠习惯，注意放松心情，及时释放压力，减轻压力引起的负面情绪，保持良好心态。

2. 生活习惯方面

口腔卫生状况可能作为异常刺激，导致患者出现磨牙等非功能活动的动作。养成良好的口腔护理习惯非常重要：①掌握正确的刷牙方法，坚持早晚刷牙、饭后漱口，以控制菌斑和牙石的形成；宜选用软毛、小头牙刷或电动牙刷，可以使用含氟牙膏或抗菌牙膏；正确选择和使用漱口液；②合理使用牙线、牙间隙刷等辅助工具；③采用咬合板治疗时应注意咬合板的卫生，每天用牙刷刷洗，不用时泡在清水中。④调整不良的睡眠姿势，有时侧卧位或俯卧位睡眠可能导致夜磨牙发生；⑤纠正偏侧咀嚼、咬铅笔、嚼槟榔、嚼口香糖等不良习惯。

3. 日常病情监测方面

应定期做口腔健康检查，医生可通过病史、牙齿磨耗程度检查等，监测到患者磨牙症病情进展。必要时应通过影像学辅助检查、追踪。

监测过程中应特别注意：①伴有或出现颌面部疼痛、颞下颌关节弹响或开闭口运动障碍等症状者，应及时就诊。②患者可间隔1~3个月观察牙齿磨耗情况，如若出现牙齿咬合面牙本质暴露过多，牙齿敏感加重，或者咬物无力，不能嚼碎食物等情况，应及时与医护人员联系，及时来院复诊检查。③及时诊疗牙齿疾病，消除异常咬合刺激，建立稳定的咬合关系。

第四章 咬合病

咬合是指上、下牙列间的接触关系。咀嚼时上下牙之间反复分、合，咀嚼肌和颞下颌关节相互配合，咬合－颞下颌关节－咀嚼肌三者之间，构成一个密不可分的功能集合体。人的牙齿在一生中历经萌出、磨耗、局部疾病（如龋病、牙周病）、修复（包括补牙、镶牙等）等自然过程或医治过程，有些人还经历矫正治疗，因此变化很多，出现异常的机会也很多。咬合在咀嚼运动中发挥着重要的作用，许多直接或间接的因素均可造成咬合损伤，引起相应的疾病，进而对口颌系统造成不利的影响，这些与咬合有关的疾病统称为咬合病。简而言之，咬合病指咬合的形态与口颌系统功能之间的关系不协调而出现的口颌系统运动功能紊乱性疾病，是一组疾病的总称。

咬合病的病变主要包括咬合自身的病损以及与口颌面运动功能障碍相关的症状。咬合的自身病损主要有咬合创伤、牙齿磨损、牙折、牙隐裂、楔状缺损、牙周创伤等；咬合异常引起的口颌面运动功能障碍相关的改变，主要包括口颌面的运动功能障碍等，并可累及头面部和颈、肩、背等部位的肌肉功能（详见第五章），产生僵硬、疼痛、痉挛等症状。

第一节 病　因

咬合病的原因可分为先天性发育因素、后天性因素和医源性因素三大类。

1. 先天性发育因素

先天性发育因素包括牙齿生长发育过程中形成的畸形牙尖（如畸形中央尖、多生的附着牙尖等）（图 4-1），以及在牙列的形成过程中由于牙列异常、乳牙滞留、恒牙迟萌或阻生牙、低位牙、第三磨牙过长等导致的咬合关系改变和𬌗曲线异常等。

2. 后天性因素

常见的后天性因素有牙齿萌出顺序及位置异常、牙齿数目或牙齿形态异常等错𬌗畸形（图 4-2），还包括牙缺失、偏侧咀嚼等功能因素，牙周病、夜磨牙、紧咬牙、外伤等疾病因素。

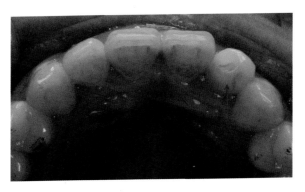

图 4-1　畸形牙尖

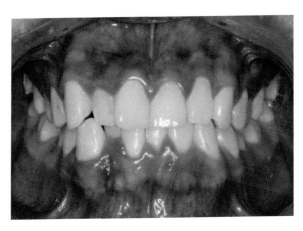

图 4-2　错𬌗畸形

3. 其他因素

精神紧张以及中枢系统的疾病对咬合可造成一定的影响，一些中枢神经系统药物也会因影响颌骨改建而导致咬合的改变；某些咬合关系治疗，如不良修复体、正畸装置等均可造成不同类型的咬合创伤。

第二节 临床表现

根据受累组织结构的不同，咬合病可表现为以下多种症状的不同组合。

1. 牙体及牙周组织异常

表现为牙齿过度磨耗、牙敏感、牙隐裂、牙折、楔状缺损牙周病等。存在咬合高点时可有咬合痛。

2. 颌位关系异常

患者常找不到下颌相对稳定咬合的位置，甚至出现不自主抖动等。

3. 口颌肌功能异常

表现为咀嚼肌疲劳、酸困、疼痛，甚至咀嚼无力等。重者可出现面部痉挛，表现为咬肌、唇肌或颊肌的抽搐。

4. 咀嚼及吞咽功能异常

表现为患者无法嚼碎食物、舌体无处安放、说话口齿不清、吞咽动作障碍、鼓唇、咬舌、咬颊等。

5. 颞下颌关节功能异常

表现为颞下颌关节的弹响、疼痛、下颌运动障碍等。

6. 其他部位异常

如颈椎功能紊乱、头痛、耳鸣等表现。

第三节　临床检查与诊断

咬合病应在全面询问病情的基础上进行系统检查，检查的范围应包括口腔常规检查、咬合专科检查和全身相关的检查。

一、临床检查

1. 口腔常规检查

（1）视诊：检查牙的排列情况，是否存在牙齿缺失、错位、伸长等，是否有𬌗曲线改变等牙列异常；牙齿磨耗程度；咬合接触关系，包括覆𬌗覆盖、安氏分类、错𬌗畸形等；下颌运动的形式，包括开闭口、前伸、后退、侧𬌗等运动形式；以及患者的面部对称性、精神状态、体态姿势等。

（2）触诊：牙列触诊对早期发现咬合创伤或咬合干扰的牙齿十分重要，具体方法为将指腹置于牙列的颊侧，嘱患者做正中、前伸、后退、侧𬌗等咬合动作，感觉牙齿的动度。

（3）叩诊：逐个叩击牙齿是检查咬合创伤的重要方法，在咬合创伤的早期可帮助对创伤牙定位，有咬合创伤的牙叩痛呈阳性。

（4）听诊：咬合的听诊用于区别不同的咬合音，以帮助确定咬合创伤的部位和患牙的定位，必要时可采用咬合音图分析，对诊断有辅助作用。

2. 咬合辅助检查

咬合的辅助检查有许多方面，常用的方法主要有咬合纸检查（图4-3）、咬合蜡片检查（图4-4）、咬合研究模（图2-2）分析、光合片检查、咬力计检查、T-scan咬合检测仪（图4-5a、4-5b）等。颌骨肌的肌电图检查、下颌运动描记仪检查（图4-6a、4-6b）对咬合的检查有辅助作用。咬合纸检查及咬合蜡片检查是临床上最常用的检查方法。

3. 肌功能检查

可通过对颞肌、咬肌、翼内肌、翼外肌、二腹肌后腹、胸锁乳突肌、颈后肌群等进行触诊，寻找有无压痛点和紧张僵硬的肌束；也可以对双侧颞肌前束、颞肌后束、咬肌及二腹肌前腹等进行肌电检查（图4-7a、4-7b）。通常于牙尖交错位让患者做最大紧咬，然后进行张闭口、前伸、后退、侧向运动等动作，检查肌电活动。肌电检查不仅是诊断肌功能紊乱的重要手段，也是评价治疗效果的重要工具。

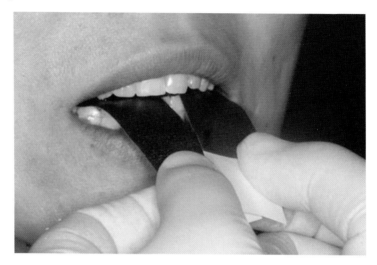

图 4-3　咬合纸检查

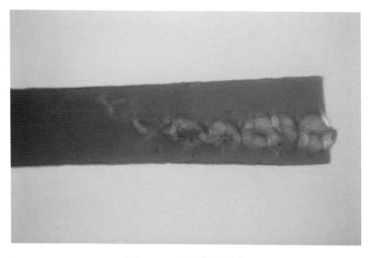

图 4-4　咬合蜡片检查

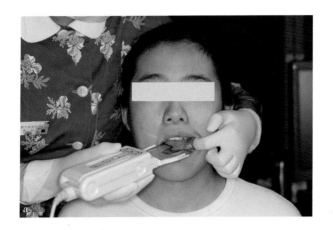

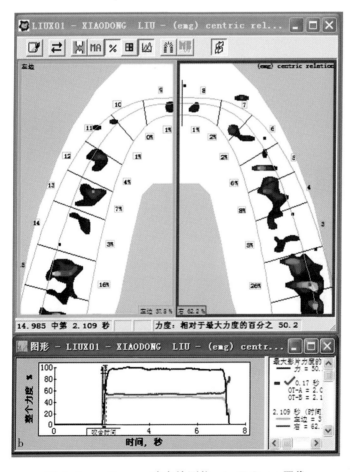

图 4-5　a. T-scan 咬合检测仪；b. T-Scan 图像

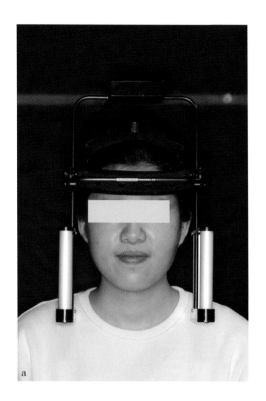

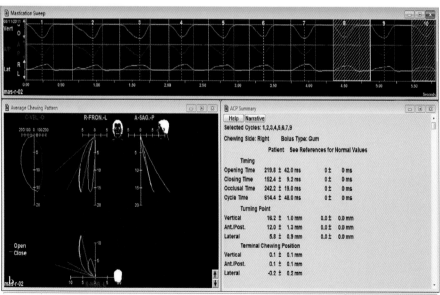

图 4-6　a. 下颌运动轨迹检查；b. 下颌运动轨迹

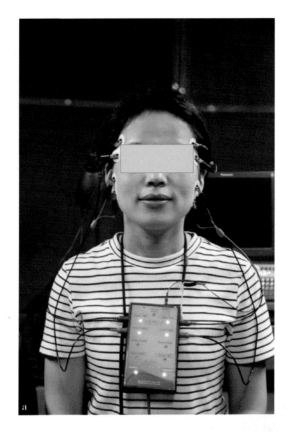

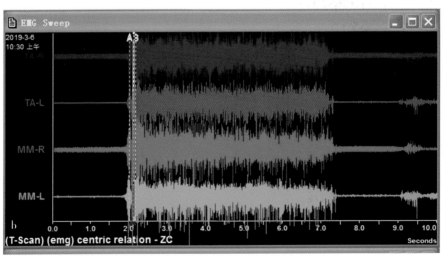

图 4-7　a. 肌电仪检查；b. 咬合接触（T-Scan 法）与肌电同步检测案例

4. 全身检查

与咬合相关的检查包括三叉神经传导路的检查、中枢神经系统的检查及血液分析等。平衡系统、眼、耳、鼻、喉等相关学科的检查也很重要。关于咬合紊乱者的心理测试也是咬合病患者检查的重要内容。

二、诊　断

咬合病的诊断主要依据临床检查结果，确诊时需要排除颅内占位性病变、神经系统疾病、药物反应、创伤性病变等。

第四节　治疗方法

咬合病的治疗应在系统检查的基础上，针对病因治疗，可根据临床检查结果，酌情进行咬合板暂时性或诊断性治疗，以及调𬌗、正畸、咬合重建等咬合治疗。

1. 咬合板治疗

咬合板治疗是咬合病治疗方法中的可逆性保守治疗方法，包括以下两部分：

（1）治疗性咬合板（图4-8）主要是稳定型咬合板。因为这种咬合板对颌位关系以及咬合关系带来的变化很小，不易引起或加重患者的咬合不适，可以在一定程度上阻隔异常咬合接触，达到缓解症状的目的。咬合板戴用后要定期调整，症状消失后，根据检查情况再决定是否需要后续咬合治疗及咬合治疗的具体方式。

（2）诊断性咬合板治疗（图4-9）即治疗性诊断，目的是确定是否有咬合创伤以及咬合创伤所在部位。临床上常见患者戴入咬合板后症状可缓解，不戴则症状出现的情况。

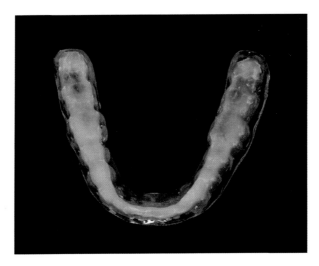

图 4-8　稳定型咬合板

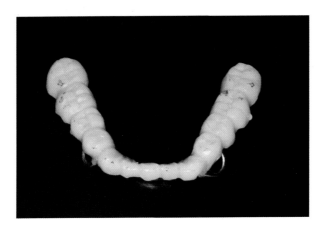

图 4-9　诊断型咬合板

2. 调𬌗治疗

调𬌗是治疗咬合病的最重要环节之一，对去除咬合紊乱、缓解临床症状、平衡口颌系统及中枢与全身的关系很重要。调𬌗的原则应采取循序渐进、少量多次的原则，要防止引起新的咬合干扰。调𬌗的顺序应为先正中咬合、再进行侧𬌗和前伸𬌗的调整。尽量调整非功能尖及非功能斜面，只有在确定必须调整功能尖和功能斜面时再尽可能少地调整。每调整 1 次应观察 1~2 周，如症状未完全缓解，可再行调整。如症状缓解也需重行全牙列的咬合检查，以保证建立稳定的𬌗关系，最大限度的发挥正常咬合功能。应告知患者如何保护咬合，帮助患者建立良好的咬合习惯，防止咬合创伤，如症状无缓解，则应严格检查其他可能的原因。

3. 正畸治疗

当咬合紊乱的病因明确是由于错𬌗畸形引起的，则在患者个人条件允许的情况下先行正畸治疗；如在正畸治疗后仍有咬合干扰点，可再采用调𬌗方法治疗。

4. 咬合重建治疗

当咬合紊乱的病因是由于牙列缺损或重度磨损所引起的，应考虑以修复的方式进行咬合重建，即用修复的方法对牙列的咬合状态进行改造和重新建立，包括全牙弓牙𬌗面的再造，颌位的改正，恢复合适的垂直距离，重新建立正常的咬合关系，使之与颞下颌关节及咀嚼肌的功能协调一致，从而消除因咬合异常而引起的功能紊乱症状，使口颌系统恢复正常的生理功能。

进行咬合重建前，患者需要进行全面的检查，①对于有牙体缺损者需进行充填或行根管治疗；②对于牙周疾病患者需进行牙周病治疗及相关的保健指导；③对于有个别牙伸长或咬合干扰者需要初步调整咬合；④对于倾斜或移位的牙齿进行正畸治疗；⑤对于过度松动无保留价值的牙齿予以拔除。咬合重建前的准备工作将直接影响治疗效果。

目前咬合重建的修复方法有可摘修复体和固定修复体两种。可摘修复体包括𬌗垫式可摘局部义齿、套筒冠义齿等；固定义齿有高嵌体、全冠、固定桥等。可摘义齿患者能自行摘戴、易于清洗，容易保持义齿的清洁和口腔卫生；相对费用较低，牙体预备时磨除的牙体组织比较少。可摘义齿的缺点是体积大、部件多，初戴时患者常有异物感，有时会影响发音、引起恶心，而且稳定性和咀嚼效能较差。义齿戴入后一定要进行全面的咬合检查，包括正中咬合检查、前伸和侧𬌗时的检查，以防止出现进一步的咬合创伤。固定义齿在行使功能时稳定、坚实、体积小、近似真牙，本体感受颇舒适，无异物感；缺点是对基牙的切割量较大，患者不能摘下予以清洗，相对费用较高，对咬合治疗的技术要求较高。

第五节　护　　理

咬合病的治疗方法以咬合治疗为主，护理目标包括：①增强患者对咬合病相关知识的了解，消除患者紧张情绪；②帮助患者去除不良诱因，帮助患者建立良好的咬合习惯，减轻或消除咬合异常引起的各种不适症状；③指导患者配合治疗；④就诊期间密切观察症状变化，辅助医患之间的沟通。

一、健康宣教

咬合病的主要问题在于咬合异常导致了一系列症状，由于牙对一些长期存在的刺激已经不敏感，患者咀嚼功能通常没有受到明显影响，因此患者通常觉得这些症状跟咬合没有直接关系。护理宣教的主要内容之一就是帮助患者了解这一疾病特点，充分认识不能"头疼医头、脚疼医脚"，告知患者针对病因进行治疗的重要性。

（1）对伴有颞下颌关节紊乱病症状的患者，要针对颞下颌关节紊乱病给患者做相应宣教，例如避免偏侧咀嚼，尽量多用两边咀嚼食物；对于有顽固偏侧咀嚼习惯者，应让患者到专科做详细检查，及时治疗龋齿、牙周病、错𬌗、缺牙等导致不能正常咀嚼的牙科疾病。详见本手册第二章。

（2）对伴有磨牙症患者应及时采取治疗或预防措施，保护牙齿不被进一步磨耗，防止进一步的病损（如降低咬合，导致垂直距离过低等），详见本手册第三章。

（3）调𬌗治疗是咬合病患者的主要治疗方法之一，咬合病患者在接受正畸或修复治疗之后都需要做调𬌗治疗，有些不做正畸、修复治疗的患者也需要进行调𬌗治疗。调𬌗可能会导致牙齿出现过敏症状，对于中老年患者，牙齿磨损比较明显，可能本身就存在牙齿过敏的情况，此时调𬌗可能会加重牙齿过敏症状。因此需要对咬合问题全面评估，做好调𬌗后脱敏准备。对于咬合问题严重者、需要较大幅度咬合磨改者，可考虑牙髓失活后再进行调𬌗治疗。

（4）对伴有错𬌗畸形的患者，建议早期开始正畸治疗，这样疗效快而且治疗时间会缩短。咬合病多见于成人甚至中老年人，正畸治疗可能面临一些困难，应酌情采取措施，根据临床具体情况，决定是否进行全面矫正或部分矫正。

（5）缺牙患者要及时行修复治疗，并酌情进行咬合重建。对于修复治疗后出现明显的咬合痛或者咬合不适的情况，一定要及时联系自己的主治医师，通过调𬌗或者其他治疗方法及时消除不良咬合异常因素。

（6）有些咬合病患者还表现唇、舌、下颌等不自主运动，咬颊咬舌进而导致呛水、进食困难等情况，对患者的饮食生活有较大影响，应加强这方面的对症治疗及生活护理。

二、心理护理

（1）牙齿重度磨损导致牙齿外观发生改变，咬合垂直距离改变，以及正畸过程中均可引发口颌面部疼痛不适会给患者增添压力。患者应调整好心理状态，避免紧张焦虑等不良情绪的出现，多与医护沟通，从心理上要有战胜疾病的信念，做好预防咬合病的各项措施。

（2）咬合病常常治疗时间较长、疗效慢，可能会进一步增加患者的焦虑紧张情绪。因此，护理人员应向患者进行耐心解释，让患者充分了解咬合重建的原理和方法及修复后的效果，告知患者治疗计划、步骤、时间，并注意强调咬合治疗过程中的注意事项以及咬合重建后自我维护的关键点，增强患者战胜疾病的信心。

（3）在咬合重建过程中，护理人员应及时协助拍照保存图片资料，以便对患者进行修复前和修复后的效果评价；同时告知患者拍照的过程、方法和目的，以取得患者配合。每次治疗前告知患者治疗目的和时间，让患者做好心理准备，提供舒适诊疗环境和人性化服务。让患者保持轻松自然的精神状态是贯穿整个咬合重建过程的护理目标，这样才能保证最终修复效果。

三、专科护理

咬合病的医疗护理涉及许多口腔医学专业，其中以咬合重建的医疗护理最为复杂，因为咬合重建治疗周期相对较长，护士需要反复约诊，在给患者预约下次治疗时需多与患者沟通，让患者了解病情变化情况，告知患者下一步详细治疗计划。就诊期间护理人员需要协助医生制作过渡性𬌗垫式活动义齿。佩戴过渡性𬌗垫式活动义齿目的在于让患者逐渐适应新的咬合关系，护理人员应指导患者保持放松状态，协助测量，获得自然舒适的咬合高度。

有关咬合病治疗中可能涉及的咬合板的制作、调𬌗、正畸、修复等内容的护理配合详见本手册第八章至第十章。

第五章　颈椎功能紊乱

咬合异常不仅影响口腔功能和面部美观，而且与头颈姿势、颈肩功能有着密切关系，咬合异常可能会导致患者出现颈、肩、背部肌肉酸痛甚至肌肉强直等症状，而这些症状采用常规的保守治疗，例如牵引、理疗等，往往效果不理想，通过对咬合治疗和相关护理干预措施，可使肌肉酸困、斜颈等症状有明显改善。

第一节　病　因

咬合异常可造成颈、肩区域的运动神经元产生异常兴奋。有研究表明，支配牙周本体觉的三叉神经中脑核，有向副神经核的中枢投射，从而影响颈部肌肉的功能活动。这说明咬合异常可以导致颈肩部的神经肌肉功能变化。长期颈肩部肌功能异常，可能会影响肌肉代谢活动和血液供应。这可能是咬合异常出现肩颈功能紊乱的神经生理学基础。

第二节　临床表现

颈椎功能紊乱主要表现为颈椎功能障碍，最突出的表现是功能性斜颈，即头颈处于强迫体位，多向一侧歪斜甚至斜颈，颈部或项部僵硬，运动能力通常不受影响，患者可以强行做转头、歪头等动作，但运动不自如，甚至有转头困难，强行运动可伴有疼痛或运动幅度减弱。肩部症状最突出的表现是上肢运动障碍，例如不能抬臂到应有的高度。根据这些临床表现大致可以诊断，但确诊前需要排除其他疾病造成的类似症状的情况，例如神经系统占位性病变、颈椎骨质增生、椎间盘突出、寰枢关节脱位及半脱位等骨科疾病。

第三节　临床检查与诊断

1. 临床检查

颈椎功能紊乱的临床检查主要包括临床症状和体征。颈部症状，包括功能性斜颈，颈部运动异常，但患者可以强行做转头、歪头等动作，伴有疼痛或运动幅度减弱等。肩部症状包括上肢运动障碍，不能抬臂到应有的高度等。

2. 诊　断

颈椎功能紊乱病确诊前需要排除器质性病变和造成类似症状的其他疾病，例如神经系统占位性病变，颈椎骨质增生、椎间盘突出、寰枢关节脱位（以及半脱位）等骨科疾病。采用 X 线、CT、MRI 等影像学检查方法可排除肿瘤等占位性病变以及颈椎和椎间盘病变。

第四节　治疗方法

颈椎功能紊乱患者，可根据检查结果采取调𬌗来消除异常咬合干扰，并根据其咬合表现（如错𬌗、缺牙等），酌情进行正畸或修复治疗。

　　颈椎功能紊乱病患者，常因颈肩部严重的功能障碍，而影响正常生活，例如斜颈可导致行走时不能正视前方而处于交通危险中，抬臂困难的患者无法正常梳洗等。在明确咬合因素并进行针对性治疗的同时，可采取肌功能锻炼等辅助治疗方法。注意寻找不良习惯或职业性损伤（如网球手常患的网球肘问题）等病因因素。一般对其异常咬合加以治疗后，患者的头颈功能可以得到明显好转（图5-1，图5-2）。

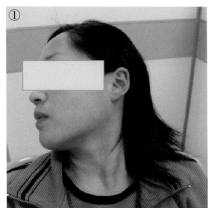
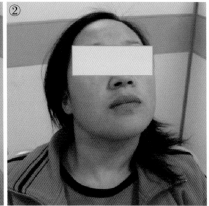
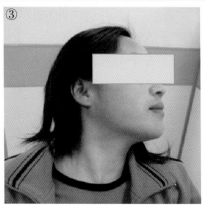

图5-1 斜颈患者咬合治疗前后对比

治疗前患者颈部不自主右转不能回头，治疗后颈部活动自如。图①②显示治疗前右转头无障碍，左转头困难。图③治疗后左右转头均无障碍

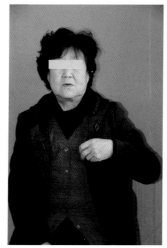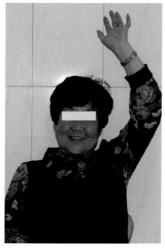

图 5-2　抬臂困难患者要和治疗前后对比

左图：患者治疗前手臂不能抬起；右图：治疗后恢复正常

第五节　护　　理

颈椎功能紊乱的护理目标包括：①使患者了解肩颈功能紊乱相关知识，认识咬合异常导致颈椎功能紊乱的原理。②纠正不良习惯、消除导致或加重肩颈部症状的危险因素。③加强肌功能锻炼，增强抵抗转头困难、肩颈部疼痛、斜颈等症状的能力。④消除心理紧张情绪，缓解精神压力。如有心理问题可以与相关专科协同诊治。

一、健康宣教

1. 健康行为指导

给患者讲解肩颈功能紊乱病的基本知识，帮助患者纠正不良生活体位、生活方式、工作体位等行为习惯，如错误的坐姿、躺姿、低头工作过久的习惯等，告知患者要尽量保持颈部平直；休息时，尽量选择平躺而不是斜靠在椅背上，选择合适的枕头，以保证颈部的休息；嘱咐患者坚持进行体育锻炼，定期活动颈部肌肉。

2. 饮食指导

多进食营养健康、富含钙质或是人体所需其他维生素的食品，促进骨骼的正常生长。

3. 心理指导

对患者进行心理疏导，舒缓情绪减轻压力，帮助患者建立战胜疾病的信心。

4. 疾病知识指导

向患者介绍咬合异常引起的肩颈功能紊乱的基本理论，告之患者要积极配合咬合检查和咬合治疗的时间通常较长。

二、肩颈功能锻炼

应告知患者及其家属，除了正确进行肩颈部肌肉按摩（通常为双手操作）外，主动锻炼是保持肩颈功能正常的重要措施之一。向患者说明动作要领、锻炼时间、次数等。通常每天进行 1~2 次，坚持每天锻炼。锻炼前上身保持直立，双臂自然下垂，肩向下、向后，双眼平视前方，避免头、肩前伸。

（1）颈肩功能主动锻炼主要包括耸肩、双手抱枕后仰等方法。

耸肩：上身保持直立，双臂自然下垂，肩膀向上靠近耳朵。

双手抱枕后仰：上身保持直立，双手于枕后交叉握住，头尽量向后仰，保持一段时间。

（2）展肩锻炼：手心向外，拇指向后；双手保持距离，尽量向后伸；想象有支铅笔在两肩胛骨之间，尽量时两肩胛骨靠拢以夹住铅笔，避免头前伸。

（3）肩关节转动锻炼：肩部向上后下转动，停止转动后恢复正常姿势，要注意避免肩前伸（图5-3，图5-4）。

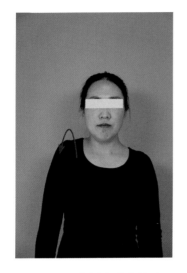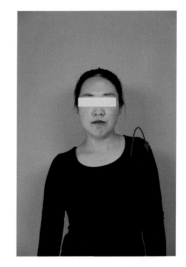

图 5-3　右侧肩关节转动　　　　　图 5-4 左侧肩关节转动

（4）颈部旋转锻炼：眼平视前方，在舒适的范围内头直立，尽量向一侧转动，保持 10s；换另一侧重复上述动作（图 5-5，图 5-6）。

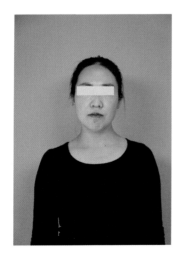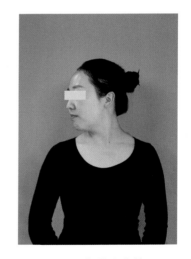

图 5-5　正常放松位　　　　　　图 5-6 颈部最大右转位

（5）颈部侧屈锻炼：头颈向一侧弯曲，耳廓尽量靠近肩部，但不要抬肩，保持 10s；屈向对侧重复上述锻炼（图 5-7）。

（6）颈部前屈锻炼：轻咬住牙，颏部向胸部靠拢，保持 10s。颈椎疾病患者慎用此方式（图 5-8）。

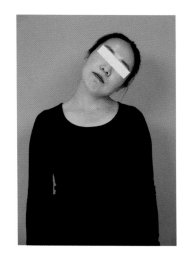 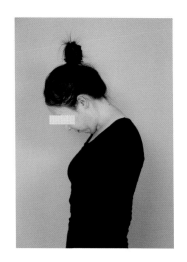

图 5-7 头颈侧弯位　　　　　　　图 5-8 颈部前屈位

三、专科护理

颈椎功能紊乱患者可能需要进行咬合治疗，有关调𬌗、修复正畸等专科治疗等护理配合，详见第八章至第十章。

第六章　口颌面功能紊乱患者
咬合模型的制取与灌制

制取模型是临床观察、分析咬合关系的重要方法之一，也是制作咬合板、修复体的重要步骤。通过制取石膏研究模型，医生可以从多个角度观察牙齿的排列及咬合接触情况，并且可以观察牙槽骨、腭部的形态和位置，实现对牙齿、牙列、牙弓以及咬合关系的测量分析，为进一步临床治疗奠定基础；通过制取石膏工作模型，可以在模型上制作咬合板、正畸活动矫治器、保持器以及各类修复体。本章以研究模的阴模制取、牙列模型灌制和研究模修整为例，对咬合模型制取方法逐一介绍。

第一节　牙列印模制取

一、概　念

印模也称作物体的阴模，口腔印模是指口腔有关组织的阴模，反映口腔软、硬组织的情况。口腔印模制取临床上简称为取模，即用口腔医学专业方法获取患者口腔印模的过程。

二、目　的

1. 记录、分析患者口内牙齿、牙弓以及咬合接触情况。

2. 通过对模型的测量和分析，为治疗提供可靠依据。

3. 在模型上制作咬合板、正畸活动矫治器、保持器、修复体等。

4. 为临床研究提供资料。

三、操作流程

1. 操作前准备

（1）评估：了解患者基本健康情况以及口内组织结构情况。

（2）用品准备：一次性器械盒、胸巾、漱口水、托盘、藻酸盐印模材料及配套量勺、量杯、计时器、橡皮碗、调拌刀、模型卡（图6-1）。

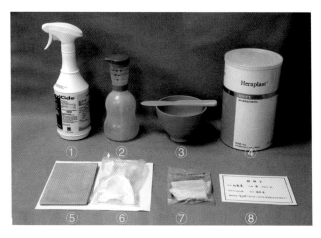

图6-1　取模前用品准备

①消毒液；②量杯；③调拌碗和调拌刀；④印模材料；⑤胸巾；⑥一次性托盘；⑦检查手套；⑧模型卡

（3）环境准备：保持环境清洁、检查椅位性能并做好标准预防。

（4）按要求着装、洗手、戴医用口罩、戴医用手套。

（5）患者身份识别并核对模型卡。

（6）向患者解释取模过程以取得患者的配合，操作前避免进食，有恶心、咽反射敏感的情况，嘱患者鼻吸口呼深呼吸，以减少不良反应。

（7）协助患者围系胸巾，取端坐位。观察患者口内基本情况。

（8）根据对患者口内情况的评估结果，选择合适的托盘，托盘是指承载印模材料在口腔内取得印模的一种工具（图6-2）。石膏模型不仅要反映牙、牙弓的形态，而且要清晰地重现基骨、腭顶、唇颊系带等，所以要求托盘边缘伸展要充分、托盘长度要能够包括牙弓内的全部牙齿，这样才能取到清晰的口腔结构。托盘根据大小分不同型号，在制取印模之前要在患者口内试托盘，使托盘大小与患者牙弓大小匹配。需要注意：① 患者上、下牙弓的宽度有可能不匹配，因此上、下颌都要试托盘。②托盘放口内患者有压痛点，提示托盘不合适，需要及时调整。③张口受限患者，普通托盘不能放进口内，应根据患者张口度大小对一次性普通托盘进行弧形翼高度的调节，使患者在印模制取过程中感觉更加舒适，医护人员在操作过程中更加省时省力，该托盘因其翼高度有限，制取范围有限，不能满足义齿制作的要求，不能制作口腔义齿，仅适用于制取研究模型及咬合板的制作。

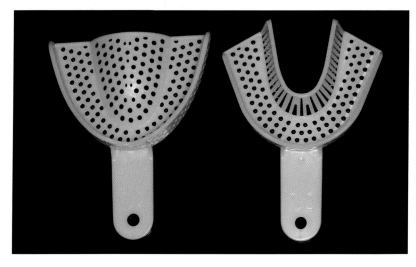

图6-2　一次性托盘

2.操作步骤

（1）印模料调制：按照牙弓大小取适量藻酸盐粉剂材料（印模粉）于橡皮碗中，按说明书中的水粉比例加入适量调拌用水。

（2）启动计时器。按"8"字法或旋转法搅匀印模料，反复挤压印模料排净糊状材料里的气泡。在规定时间内调拌至均匀、细致、光滑、无气泡，收成一团（图6-3）。

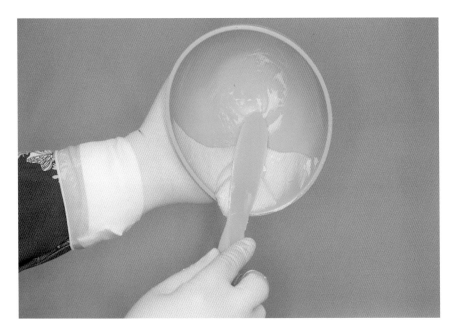

图6-3 挤压排气

（3）将调拌好的印模料放置于托盘上，上颌印模料呈团状放置，下颌印模料呈条状放置（图6-4、图6-5）。上颌托盘前部印模料稍多，后部稍少，前部印模料稍多可保证前牙区前庭部结构的充分反映；托盘就位后印模料会被向后挤压，可保证后部所需印模料的量。上颌后部印模料稍少，还可以减少因上腭后部过多材料刺激而引起恶心。为完整取出牙列及其基骨形态，有时可以预先在上颌结节区域先用手指涂上一厚层印模料，然后再放入盛载印模料的托盘，这样取出来的印模没有死角。

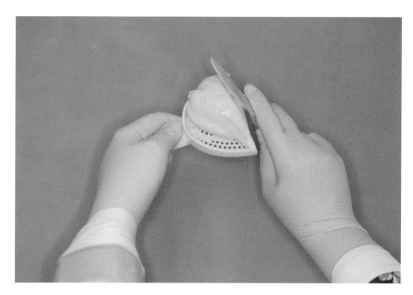

图 6-4　上颌印模材料团状放置

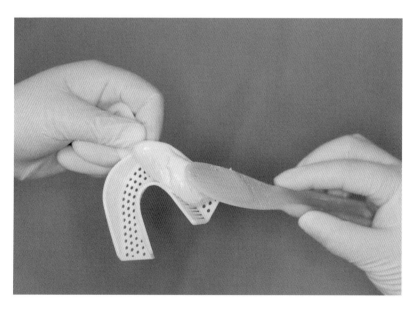

图 6-5　下颌印模材料条状放置

（4）患者取坐位，取上颌模时，操作者位于患者右后侧，请患者微低头，操作者将盛有印模料的上颌托盘以水平向 45° 角旋转放入患者口内，注意避免过度牵拉口角（图6-6）。注意托盘进入口腔后，应使托盘前部中线与牙列中线对正。将盛有印模料的托盘放置于上牙列，用双手食指在托盘左右侧中部区域稍加压，使托盘受力均匀，放置托盘后轻拉患者口角，以便使口颊部的软组织与印模料之间有合适、自然的接触关系。嘱患者全程低头放松、鼻吸气、嘴呼气，以减轻腭部受到刺激后产生的恶心、呕吐反应。

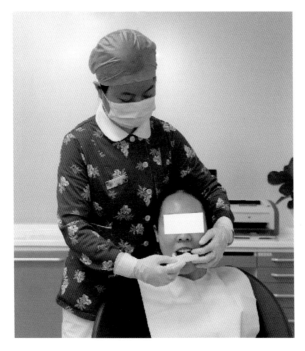

图6-6　取上颌模的体位

（5）取下颌时操作者位于患者右前侧（图6-7），请患者稍仰头，嘱患者做卷舌前伸动作，目的是使口腔内的软组织（舌及其系带）与印模料之间有合适、自然的接触关系。

（6）待到印模料完全结固后，按照与放入托盘相反的方向旋转取出结固的印模。检查印模有无气泡，是否清晰，工作区是否完整。用流水冲洗印模表面，含氯消毒液喷洒，密封消毒，连同模型卡送技工室灌注（图6-8）。

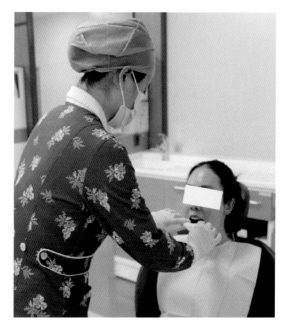

图 6-7 取下颌模的体位

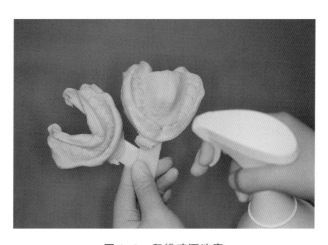

图 6-8 印模喷洒消毒

3. 操作后

嘱患者漱口,帮助患者清洁口周粘带的印模材料。按要求整理物品,分类放置,椅位单元消毒。脱手套、口罩后七步洗手法洗手。

4. 操作流程图（图 6-9）

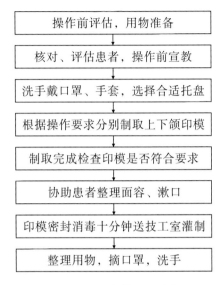

操作前评估，用物准备

核对、评估患者，操作前宣教

洗手戴口罩、手套，选择合适托盘

根据操作要求分别制取上下颌印模

制取完成检查印模是否符合要求

协助患者整理面容、漱口

印模密封消毒十分钟送技工室灌制

整理用物，摘口罩，洗手

图 6-9　牙列印模制取流程图

四、注意事项

（1）调拌前应提前检查水路、水温是否合适，确认水温符合调拌要求。

（2）调拌时应根据选用托盘大小取适量印模料，严格按照材料说明调节水、粉比例，使得印模料形成软硬度合适的团状，这样，当托盘放入口腔后稍加压，印模材料会将口唇软组织顶起而充满口腔前庭，从而清晰准确印出基骨、系带等结构。如果印模料太稀（加水太多），印模料流淌不能顶起口唇软组织，这样取出的印模高度不够，不能反映前庭部分结构。

（3）调拌时应使用正确的手法（"8"字法或旋转法），避免印模料溢出碗周；应充分调匀、排挤材料气泡，避免印模制取出现气泡。

（4）调拌应在材料规定时间内完成，保证印模材料操作时间充足。

（5）注意季节及气温变化对印模料结固时间的影响，选取合适印模材料。

（6）取完印模后，喷洒密闭消毒，及时清理拌刀和橡皮碗上的结固印模材料，并浸泡消毒。

第二节　牙列石膏模型灌制

一、概　念

牙列模型的灌制即由口腔印模（阴模）灌注成的阳模（模型）的过程。灌注阳模的材料称为模型材料。研究模的模型材料通常为石膏，临床上比较常用的是超硬石膏和普通白石膏。

二、目　的

1. 便于临床观察、分析咬合关系。
2. 在石膏模型上制作咬合板、义齿等。
3. 保存资料，为临床研究提供珍贵的原始记录。

三、操作流程

1. 操作前准备

（1）核对模型卡相关信息，如患者姓名、性别、年龄、医生姓名、模型类型等。

（2）检查印模的完整性、清晰度、制取范围、表面光滑度等是否符合灌制模型的要求。

（3）灌制石膏模型所需用品：调拌刀、橡皮碗、石膏（普通石膏／超硬石膏）、振荡器、石膏修整机。

2．操作步骤

（1）将消毒好的印模从密封袋取出，流水冲洗消毒液，再次核对患者信息，检查印模的完整性、清晰度、制取范围、表面光滑度等是否符合灌制模型的要求。

（2）按不同的制作工艺要求，选择合适的灌制材料。

（3）严格按照各类石膏粉调拌比例、调拌时间进行调拌，将石膏调拌至均匀的糊状。调拌时注意要快速搅匀，防止粉、水不均或调拌时间过久导致石膏结固。

（4）调拌时将橡皮碗置于振荡机上振荡，充分搅匀，排除气泡。

（5）石膏调拌完成后，将印模固定于震荡机上，将少量调好的石膏放于印模上的高且宽阔处，或放到印模的一侧，使石膏材料随着振荡动作由高向低或从一侧向另一侧流下，在流下的过程中将气泡挤出印模，在此过程中应在加入石膏材料的位置上不断添加石膏糊直至溢满整个印模（图6-10）。

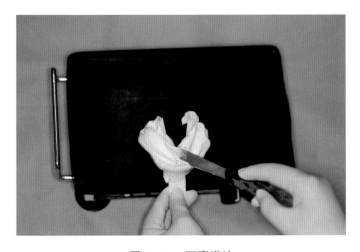

图6-10　石膏灌注

（6）待印模内的石膏稍加结固，加适量石膏形成具有一定厚度的底座，用调拌刀修整外形。

（7）待石膏完全凝固后，将印模与模型分离（称为脱模）（图

6-11）。

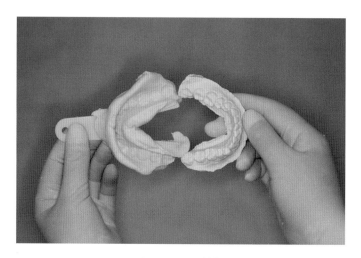

图 6-11　脱模

（8）检查和修整模型：根据模型类型重点检查气泡、小瘤子，系带、颊舌面牙龈长短是否符合要求，是否准确反映出口腔内的形态（图 6-12，图 6-13）。

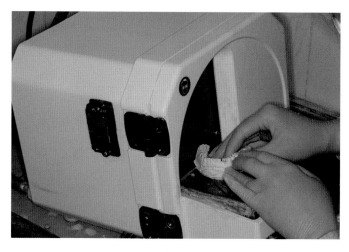

图 6-12　模型打磨修整

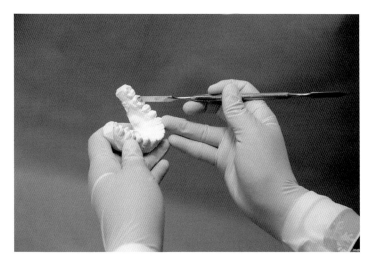

图 6-13　模型细节修整

（9）研究模底座成型：研究模为记存模型，要求整齐美观，能准确反映出患者口内情况，便于存档，故必须对灌注后的模型进行修整，底座修整临床上常用成品橡胶基托完成。橡胶基托分上、下颌，修整底座前先用打磨机修整石膏模型的形态，去除多余石膏及转折处的飞边，然后调拌白石膏灌注于基托内，轻轻振荡使白石膏注满基托内，表面平整，与基托底面平行。将上颌模型轻放入相应基托内，石膏凝固后将上颌模型与下颌模型咬合好，再按照以上方法灌注下颌底座，石膏凝固后脱去橡胶基托，固定好上、下颌（图 6-14）。添加修整好的模型底座上下石膏面应与地面平行，正侧面均可稳定放置，这样便于保存（图 6-15）。

（10）在石膏模型上标注患者信息及取模时间，以便后期查找。

3. 操作后

清洁整理台面，石膏材料加盖密封保存，各类器械分类放置。

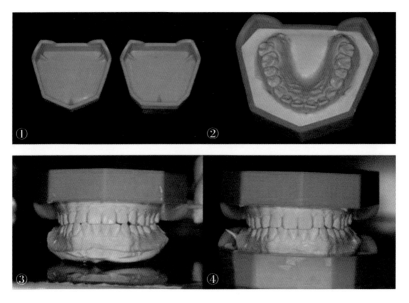

图 6-14 研究模型添加底座

①上、下颌橡胶基托；②上颌模型放置；③对齐上下颌咬合；④上、下颌放置完成

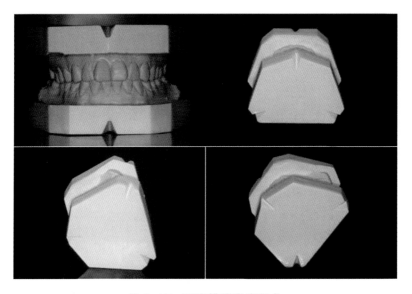

图 6-15 研究模型底座要求

上、下颌石膏底座的各个面分别平行，以便能够稳定放置

4. 流程图（图 6-16）

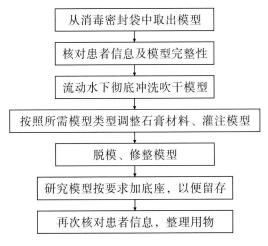

图 6-16　牙列石膏模型制取流程图

四、注意事项

临床工作中，灌模人员对灌注模型所需的石膏粉及水的用量没有严格按照要求水粉比例灌制，全凭经验和临床感觉取量操作，常常为了增加石膏的流动性、延长凝固时间以及方便手工调拌而有意将水占比增大，忽视了水粉比对石膏模型强度的重要作用，降低了模型的性能，直接影响到修复体质量并造成了不必要的浪费。为避免这些问题，在灌制过程中，应注意以下几点：

（1）在调制石膏的过程中，若发现水、石膏粉比例不合适，不应再加入水或石膏粉，因为石膏粉见水即发生化学反应，如果加水、加粉的时间不一致，调制的石膏结固时间也会不一致，导致调制出的石膏质地不均匀。

（2）调拌时，应顺一个方向均匀调拌。调拌时间控制在 40~60s 为宜。

（3）灌注模型时，应从印模的一侧逐渐加到另一侧，并从高处或边缘开始，在缓慢振荡下排除气泡，使石膏从高处流向各个微细部位。

（4）掌握好脱模时机，待石膏彻底凝固后再行脱模。

（5）石膏在凝固过程中存在体积膨胀，体积膨胀的大小与粉水的比例有关。当石膏粉多水少时，体积膨胀较大。

（6）印模应根据材料不同，按照要求在规定时间内完成灌注，操作时间太久印模会变形，影响最后灌制模型精确度。

第七章 牙列与咬合的 3D 扫描技术

随着激光扫描技术以及软件处理技术的进步，牙列与咬合的三维信息采集和分析技术也有了跨越式的进步，3D 扫描技术（即数字化三维扫描技术）被广泛应用于口腔临床。采用 3D 扫描技术，可以把牙列及咬合关系转换为三维数字模型，在此基础上可以对牙列、咬合进行计算机辅助医学模型分析，实现对牙齿、牙列、牙弓以及咬合关系更加精细的观察与测量。

第一节 3D 口内扫描技术

口内扫描技术的特点是将扫描设备的探头伸入患者的口腔，直接对相关软硬组织进行扫描，实时获取数字化印模。该技术免去了传统制取印模和翻制模型等烦琐的步骤，从而避免了在此过程中所产生的各类误差，以及在此过程中易引起的患者的不适；同时有效降低了人工及材料的消耗，提高了临床治疗的时效性和精确性，为口腔印模制取和口腔修复体的制作提供了一种全新的方式，也为正畸治疗提供了有效精准的牙颌数据，是隐形矫治的重要技术支撑。口内直接扫描的精度往往受到头部移动、口腔环境等多方面因素的影响。对于一些张口受限的患者，扫描探头无法伸到口内，因而限制了其使用。

一、口腔扫描流程

（1）扫描前准备：询问患者体内是否有起搏器或埋藏式心律转复

除颤器。

（2）贴避污膜。

（3）连接电源，打开扫描仪，进入扫描仪工作界面。

（4）填写患者信息：选定就诊时间，进入订单界面，填写患者信息及扫描类型。

（5）洗手戴手套、口罩，患者漱口并吹干牙齿表面。

（6）先扫描咬合面，扫描时从一侧后牙向另一侧后牙扫描，扫描时牙列需连续，否则会出现扫描不上的情况，再扫描颊舌侧，约45°角度进行扫描。

（7）扫描咬合关系，扫描头放入患者口内，嘱患者咬合，开始扫描，扫描头从远中向近中移动，扫描约四个上下牙咬合关系即可呈现全牙列咬合关系，扫描时注意应尽量撑开颊黏膜，避免黏膜覆盖牙齿导致扫描不全。

（8）扫描分析：对扫描的模型进行分析、优化。

（9）扫描完成，将扫描完成的模型保存。

（10）整理用物：关闭扫描仪，切断电源。扫描手柄擦拭消毒，扫描头消毒灭菌。收拾台面，洗手，脱口罩。

（11）扫描流程图（图7-1），具体扫描流程需遵循各扫描仪使用说明书。

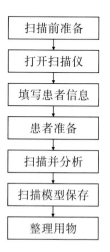

图7-1 采用体外激光扫描方法制备牙列、咬合3D数字模型的操作流程图

二、注意事项

（1）扫描时关闭牙科照明灯。

（2）校准：通常每周校准一次扫描仪；当扫描仪搬动或环境温差变化时，也需进行一次校准；安装校准头时，应对准卡槽，以免损坏扫描镜头；校准完成后必须取下校准头。

（3）气温过低时，应提前将扫描头安装预热，避免扫描头进入口内后产生水雾影响扫描效果。

（4）烟渍、色素沉着、牙结石过多等因素会影响扫描效果，注意清理后再扫描（同时提醒患者注意日常口腔卫生）。

（5）扫描仪如发生故障或者怀疑系统工作不正常，请将扫描仪从患者口内移开，切断电源，检修之前不得再启动使用。

（6）带有起搏器或埋藏式心律转复除颤器的患者，禁止使用此设备。

三、扫描头灭菌方式

1. 高温高压灭菌
（1）扫描头流水冲洗、干燥。

（2）将扫描头镜面用干纱布充分填塞后放入纸塑袋中密封包装。

（3）将包好的扫描头放入高压灭菌器中灭菌。

2. 浸泡消毒
（1）用清水或肥皂水清洁：清洗后检查，如果扫描镜片上有污渍或乳白色的薄雾等，重复使用软碟刷和肥皂水清洗，刷洗时避免损坏扫描头镜面，清洗后干燥扫描头。

（2）扫描头使用邻苯二甲醛消毒液：将扫描头完全浸泡在邻苯二甲醛消毒液至少 20min，并记录相关消毒信息。

（3）用清水冲洗：浸泡消毒完成后，用清水彻底冲洗干净残留的消毒液。

（4）清洗擦干扫描头：在镜子的尖端使用无菌和非研磨性的纸毛

巾或布轻轻拭去残留的水，使其干燥。

第二节　牙颌模型 3D 扫描技术

牙颌模型扫描仪是指通过扫描牙颌模型表面形态并经重建，获得相应数字化模型的三维光学扫描设备。不同型号的牙颌模型扫描仪可以扫描以下全部或部分模型：单颌模型、咬合模型、硅橡胶印模、安装在指定𬭁架上的咬合模型。

数字化牙颌模型的优势：①物理存储空间小，口腔诊疗中制取的模型（例如研究模）有时需要长期保存。传统咬合模型作为病历原始资料，管理工作量较大，数字化模型的出现不再需要管理人员在像仓库一样的模型柜中查找模型，节省了大量人力、物力。②保存方便、安全性高、不易受到物理磨损和破坏。③基于网络的数据传输，方便开展远程会诊、远程辅助设计以及基于增材制造技术的远程修复体（如咬合板）制作等全新的口腔诊疗模式，更加有利于患者分散式就诊。④借助不同的分析软件，可实现某些手工方式难以进行的复杂特征量的测量与分析。⑤数据采集、分析方便，具有实时特点，有助于改变过去一些需要患者反复就诊才能完成的治疗程序，例如冠修复的取模、义齿加工、戴牙等固有流程相关的复诊，使治疗可以在椅旁一次性完成。

一、模型扫描流程

1. 扫描前准备

洗手戴手套，连接电源，打开电脑，打开扫描仪。确认连接正确。准备即将要扫描的石膏模型，检查模型的完整性和石膏底座是否符合要求，将蓝丁胶平铺在扫描板中间位置，并将上、下颌模型分别放在两个扫描板上备用。

2. 校 准

点击的校准图标。按要求将配套的校准盘放入扫描仓内，关闭扫描仓门，按下屏幕右下方校准窗口中的校准扫描仪按钮启动校准程序。

3. 扫 描

（1）点击扫描图标，启动程序进行扫描，根据系统提示创建相关信息。

（2）建立新模型，输入模型详细信息，选择模型时间和扫描时间，点击创建。

（3）开始扫描，打开扫描仪仓门，将带模型的扫描版插入扫描仪，切牙唇侧朝向摄像机，并关闭扫描仪仓门，自动扫描。按照上颌方法放入下颌模型，扫描完成后，将对好的咬合模型固定在固位器上，放入扫描仪内，关闭扫描仪仓门开启扫描，扫描完成后根据提示修整模型（图7-2）。

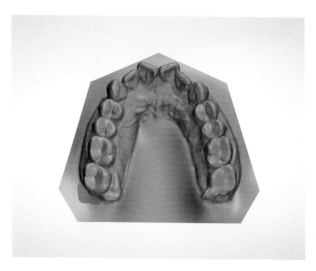

图 7-2　激光扫描获得的上颌模型

（4）创建虚拟基托：根据系统提示创建虚拟基托，系统流程包括准备模型建立，设置界标及咬合平面、矢状平面点等；然后在扫描件上切削出牙列形态，去除多余部分，调整底座，直至完成（图 7-3）。

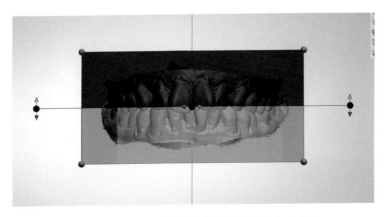

图 7-3　激光扫描获得的咬合模型（不含底座）

4. 整理用物

从扫描仓内取出石膏模型，取下蓝丁胶；将扫描附件擦干净、归位；关闭电脑和扫描仪，切断电源；妥善放置相关附件；清理扫描仓及桌面；脱手套，洗手。

5. 扫描流程图（图 7-4）

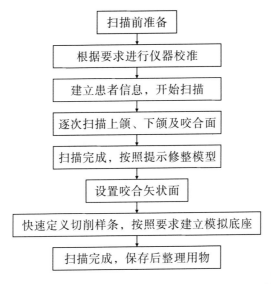

图 7-4　采用口内激光扫描方法制备牙列、咬合 3D 数字模型的操作流程图

二、注意事项

（1）不使用扫描仪时，要关好仓门，隔绝灰尘并防止内部结构受损。

（2）石膏模型放在底盘上，牙列不能超过底盘范围，否则有牙列扫描不全的可能。

（3）扫描仪在不使用的情况下，应正确的关闭软件，关闭电脑，方可切断电源。

（4）扫描仪不能放置在危险的环境中使用，例如易燃、麻醉剂或空气中含氧气较高的地方。

（5）扫描仪周围不能放置液体，防止液体溅射到设备上。

（6）扫描仪长时间不使用时，开机后应先进行校准。

（7）石膏模型用蓝丁胶粘接到固定盘上，确保咬合正确，粘接稳固方可放入扫描仓内。蓝丁胶要根据情况定期更换，以保证有充足黏性。

第八章　咬合板制作与治疗的护理配合

咬合板是的一种可摘式矫治器，多由聚甲基丙烯酸树脂制作，一般覆盖在单颌全牙列的𬌗面，也有覆盖局部牙列的情况，与对颌牙形成特定的咬合接触。咬合板作为颞下颌关节紊乱病的常见保守治疗方法之一，可以有效改善患者的疼痛和张口受限等相关症状；咬合板还可以作为临时治疗体用于一些咬合病和颈椎病的治疗；磨牙症患者使用咬合板可有效保护牙齿，避免进一步磨损。咬合板的使用效果与咬合板的选择及设计有关，临床上应针对患者症状正确选择和使用合适的咬合板。

根据不同的治疗目的，咬合板可以设计成很多种类型，如稳定咬合板、调位咬合板、再定位咬合板、松弛咬合板、枢轴咬合板等。临床上最常用的是稳定型咬合板。稳定型咬合板戴入后需要定期调整，佩戴最长不超过半年，佩戴半年后需要行咬合检查，根据检查情况决定进行永久性咬合板或调𬌗、正畸、修复等其他咬合治疗。

稳定型咬合板覆盖单侧牙弓的全部𬌗面，咬合面有一定凸凹设计，凸凹之间的过渡比较平缓，有利于下颌稳定在设定的下颌位置同时又能自如地进行多向咬合运动。原则上稳定型咬合板可用于没有开𬌗表现的各期颞下颌关节紊乱病、磨牙症、口颌面痛的治疗，但一些张口度特别小的患者，因取模有困难而限制了其使用。本章以下颌稳定型咬合板为例介绍咬合板的制作方法和护理配合。

第一节 稳定型咬合板制作方法

稳定型咬合板的制作主要分为框架制作、口内衬垫和咬合调改三步，戴用咬合板后需要经常复诊，了解疗效情况，避免出现非治疗性咬合变化。通常稳定型咬合板戴用时间不超过半年。

稳定型咬合板框架制作步骤：

（1）模型检查，下颌模型制取方法详见第六章。制取模型时应注意嘱患者充分抬舌，以便获得足够的牙列舌侧深度；阴模制取完成消毒后应尽快以白石膏灌注，防止时间过长导致印模材料失水变形、咬合板制作完成后无法就位；模型灌注完成后产生的阳模，消毒柜消毒后，用蜡刀或工作刀修整模型上的石膏瘤（图8-1），尤其是咬合面石膏瘤，以免影响咬合面的就位关系；石膏模型使用前应检查牙列是否清晰、准确，舌侧部分高度不宜过低。

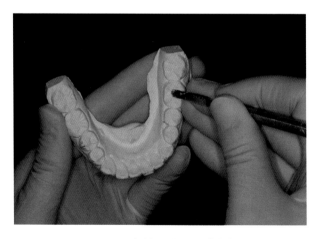

图8-1 石膏模型（工作模）修整

（2）填补倒凹：准备蜡片、蜡刀，根据患者牙齿排列情况用蜡适当填补模型倒凹（图8-2），不宜过多也不宜过少。过多会导致咬合板太松，戴用时就位差，容易脱出；过少则导致咬合板佩戴过紧，压迫牙龈等区域等软组织，增加患者不适感。

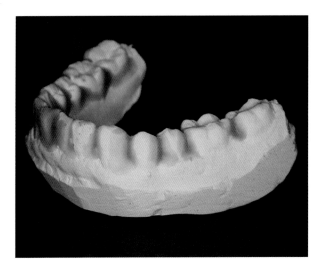

图 8-2　填倒凹

（3）压膜：咬合板制作可选用 1~2mm 厚的膜片。核对膜片厚度，打开压膜机电源开关，调整参数，将膜片固定在膜片架上，确保固定良好（图 8-3），将模型稳固放置在钢砂上，注意检查钢砂数量不宜过少，以免引起负压吸引不足，导致膜片与石膏模型不能充分贴合，造成咬合板过松。将膜片旋转至加热区加热，待绿灯闪烁旋转压膜，冷却后取出。

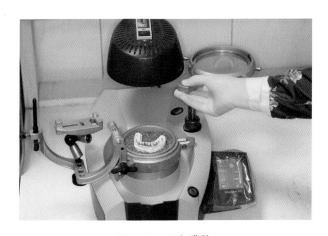

图 8-3　固定膜片

（4）压膜结束后取出带有压膜片的模型（图 8-4）。

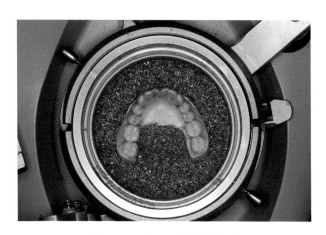

图 8-4　负压压膜后的情形

（5）修剪膜片多余部分，应掌握好力度和方向等，以免用力过度引起咬合板变形。去除白石膏，修剪周边多余膜片（图 8-5、图 8-6），修剪完成后需用布轮对膜片边缘做抛光处理（图 8-7），以免试戴时刮伤口腔黏膜。

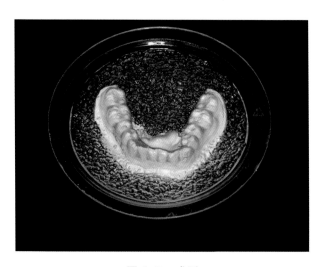

图 8-5　成形

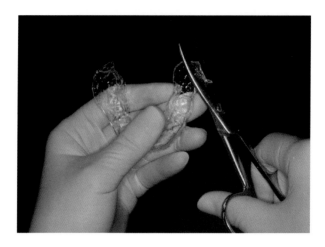

图 8-6　修剪

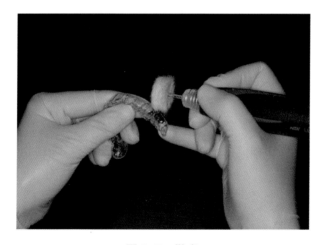

图 8-7　抛光

（6）核对患者信息，及时标注患者姓名及主治医生姓名，避免出现患者咬合板错戴现象。

（7）将处理好的咬合板消毒后放置在规定位置，供医生取用。

（8）流程图（图 8-8）。

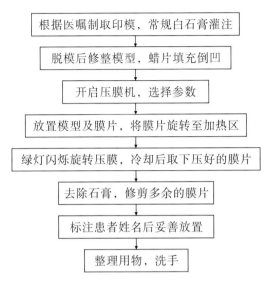

根据医嘱制取印模，常规白石膏灌注

脱模后修整模型，蜡片填充倒凹

开启压膜机，选择参数

放置模型及膜片，将膜片旋转至加热区

绿灯闪烁旋转压膜，冷却后取下压好的膜片

去除石膏，修剪多余的膜片

标注患者姓名后妥善放置

整理用物，洗手

图 8-8　采用压膜方法制备咬合板的操作流程图

第二节　稳定型咬合板的咬合面制作

制作稳定型咬合板时，需要将制作好的框架戴入口内，就位没有问题后，进行口内衬垫。具体方法是将调制好的自凝材料（糊状期至面团期）衬垫在咬合板框架的咬合面上（图 8-9）。戴入患者口中，请患者自然闭口，轻轻咬于咬合板上，待咬合板咬合面的自凝材料基本结固后取出。

将记录了咬合关系的咬合板至于 40℃左右的温水中，令自凝材料完全结固，然后选用合适的钻头调磨咬合面。调磨要求是：①磨除咬合面周边溢出的多余自凝塑料，使颊、舌面的自凝塑料和树脂框架的连接处形成光滑过渡。②磨除𬌗面中央可能限制下颌自由运动的隆起部分，使后牙𬌗面在近远中方向的沟尖形态过渡流畅，无台阶式结构，并呈现良好的纵𬌗曲线。③修整颊舌尖的高度，颊舌向无台阶式结构，使横𬌗曲线协调。④将咬合板重新置于患者口内，以咬合纸检查咬合点在咬合面上的分布，调整咬合接触点使其主要分布于支持尖（上颌后牙的舌尖、下颌后牙的颊尖）的牙尖斜面区域，使各点的接触基本均匀，没有过重的咬合接触点（图8-10）。⑤细磨、抛光。

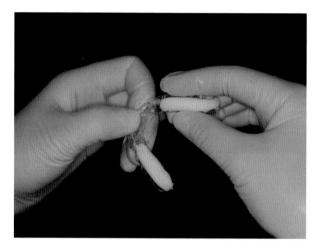

图8-9 𬌗面放置自凝材料

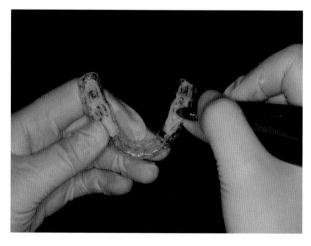

图8-10 调磨咬合面

第三节　咬合板治疗的护理

一、椅旁护理

1. 操作前

护士常规准备，安排患者上椅位，系好胸巾、备好漱口水。准备治疗所需器械、用物、咬合板、患者病历，与患者进行有效沟通使其更好地配合治疗，告知患者佩戴过程中需要咬合纸检查咬合点进行调磨，提前告知并检查患者牙尖交错𬌗的正确咬合位置，并告知患者咬合板口内衬垫的流程，嘱其先自行阅读佩戴注意事项。

2. 操作中

待医生打磨好咬合板边缘后开始调拌自凝，并提醒医生及时使用，准备温水及75%酒精；及时添加咬合纸、漱口水。调节灯光，保证视野清晰。告知患者，医生调磨合板的过程时间稍长，嘱患者耐心等待，进行专科健康宣教，告知患者在佩戴咬合板过程中如有任何不适，及时告知医生。

3. 操作后

及时询问患者的感觉，解答疑惑，及时交代注意事项，进行术后健康宣教，预约复诊时间，并告知患者复诊预约流程。治疗结束后，整理用物，各类器械分类处理，一人一用一消毒，并及时进行物表消毒，椅位进行终末消毒。

4. 电话回访

佩戴后2~3日电话回访，询问患者情况，解释患者疑问，如有异常，及时预约患者来院复诊。

二、咬合板佩戴的护理要点

1. 咬合板的治疗效果存在个体差异性，佩戴咬合板时要跟患者进行充分的沟通，使患者了解疗效并做好充分的心理准备。

2. 患者佩戴咬合板后责任护士要做好电话回访工作，及时询问并解决患者存在的相关问题。

3. 嘱患者在佩戴咬合板期间注意观察自身牙齿咬合情况，如若出现摘掉咬合板后自身牙齿咬不上或咬合与之前不同的情况，应及时电话预约复诊。

4. 因材料特性咬合板不能接触高温，以免造成咬合板变形而无法佩戴，若咬合板出现变形、折断，切忌继续戴用，以免关节症状加重或引起其他咬合问题，应及时预约更换。

5. 若患者佩戴后出现磨口、颊、舌等处黏膜的现象，且患者不方便前往医院复诊，嘱患者可选用粗布等对该位置进行打磨抛光，必要时预约复诊。

6. 咬合板戴用后要定期复诊，复诊时要将咬合板一并带来检查，一般咬合板佩戴最长不超过半年，佩戴半年后再行咬合检查，根据检查情况再决定选择永久性咬合治疗，例如：调𬌗、正畸、修复等。

三、咬合板的使用及维护

（1）佩戴方法：颞下颌关节病患者除进食外其余时间尽量多戴，晚上睡觉一定要戴；磨牙患者只需晚上睡觉时佩戴。佩戴时应按照正确方法将咬合板放置于相应位置后用手指向下按压，切忌对颌牙咬合就位。因为没有就位的咬合板，受到咬合压力时容易损坏。佩戴时勿刻意做咬合动作，以免咬合板破损。

（2）佩戴时间：咬合板佩戴总时间因人而异，颞下颌关节紊乱病患者佩戴时间不超过半年，磨牙症患者有可能终生佩戴。初戴咬合板时2~3周需复诊一次，之后根据病情和医嘱按需复诊。

（3）清洁方法：每日至少仔细清洁一次，注意力度不宜过大，否则易损，可选择牙刷蘸取牙膏刷洗，或使用假牙清洁片浸泡。戴用咬合板时应少饮用碳酸饮料以免腐蚀牙齿，少饮用深色饮料及抽烟以避免咬合板着色。

（4）放置方法：取下咬合板后应放入硬质容器中妥善保管，避免受到挤压而被损坏；切忌放入热水中，不得放入酒精中长时间浸泡以免变形。如长时间不佩戴应浸泡在凉水中，避免干燥放置导致咬合板变形。

（5）不良反应：佩戴咬合板后可能会出现唾液增多、吐字不清等均属正常现象；如原有症状加重或咬合不平稳，或出现其他症状，则需要及时复诊。

第九章　口颌面功能紊乱咬合治疗的护理配合

口颌功能紊乱的咬合治疗项目主要包括调𬌗、正畸和咬合的修复重建，本章重点介绍在调𬌗、正畸和咬合的修复重建中护理配合项目，其他护理配合内容将在第十章集中介绍。

第一节　调𬌗治疗的护理

调𬌗是咬合治疗的重要环节之一，是通过调磨少量牙体组织，去除咬合干扰及早接触，建立正常接触关系，以达到牙颌、咀嚼肌、颞下颌关节三者间生理平衡的微创治疗。

一、椅旁护理

1. 操作前

护士常规准备，安排患者上椅位，系好胸巾、备好漱口水。准备治疗所需器械、材料、患者病历、研究模型。签署调𬌗知情同意书。向患者讲明，在调𬌗过程中，可能会出现牙齿酸痛、冷热敏感，由于张嘴时间过长可能会出现关节区酸困，如果有不适应、不舒服的感觉，请举左手示意，不要做突然闭口、扭头、起身等动作，以免治疗中的高速涡轮机损伤口腔组织。

调𬌗操作前后要对口腔牙齿咬合情况记录拍照，目的是为了直观记录治疗前后咬合关系，为治疗过程、效果评估提供形象化资料。拍照前要先跟患者有效沟通，取得患者同意及配合，再用咬合纸进行咬合，使咬合点清晰暴露在视野内。拍照时确保患者处在舒适咬合位，对焦准确，清晰显示牙齿位置、牙周、牙体、牙弓形状及咬合情况。

2. 操作中

在调𬌗治疗中，及时为患者吸唾，添加咬合纸、棉球、漱口水；及时调节灯光，保证术野清晰，严格执行无菌技术操作要求，按各项治疗步骤配合，及时传送治疗用品，手法正确、安全；及时安慰、安抚患者（图 9-1）。

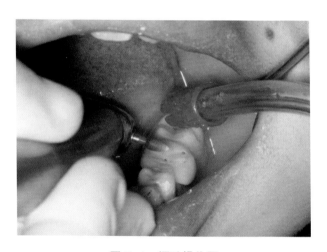

图 9-1　调𬌗操作图

3. 操作后

及时询问患者的感觉，进行健康宣教并回答疑惑，拍照记录调𬌗后口内情况，并预约复诊时间。各类器械分类处理，一人一用一消毒，及时进行物表消毒，椅位进行终末消毒。术后 3 日电话回访，询问患者情况，解释患者疑问，如有异常，及时告知患者来院复诊。

二、注意事项

调𬌗治疗前告知治疗中可能出现的情况：

1. 调𬌗治疗需要磨除一部分牙齿表面硬组织，磨除掉的硬组织将无法恢复，调𬌗属于一种不可逆性治疗。

2. 牙齿表面的部分硬组织磨除后，富含神经的牙髓组织与外界的距离将在一定程度上缩短，因此调𬌗后可能会出现一定时间的牙齿敏感、咬合无力等现象，个别情况下还可能出现牙髓暴露，需要行去髓治疗。

3. 为尽可能保护牙髓组织，调𬌗治疗一般会遵守少量多次的原则，因此患者有可能需要多次复诊。

4. 如果患者口腔内有固定义齿（如种植牙、烤瓷牙、金属冠等）或活动义齿，调𬌗会在一定程度上改变以往修复体的表面形态，可能会出现修复体变薄、金属基底暴露，甚至磨穿的现象，如果出现上述情况，则需要重新作修复治疗。

5. 调𬌗治疗效果因人而异。

三、健康宣教

（1）牙齿磨损是自然现象，生理性磨损是必然的。由于多种原因导致磨损不足，或者磨损不均衡，有些部位严重磨损，而有些部位没有磨损，需要采用医学方法进行均衡调𬌗。由于调𬌗去除了一部分的牙体组织，牙齿咬合会有一定程度的改变，故调𬌗过后约有 2 周左右的适应时间。在此期间可能会出现牙齿敏感、面部肌肉酸困、咬合不适的感觉，应告知患者这些是正常现象，如 2 周过后，不适仍然存在或加重，需要及时联系来院复诊，以免加重不适症状。

（2）调𬌗治疗后的牙齿敏感的护理方法

1）避免食用冷热刺激性食物，以免加重牙齿敏感。可使用脱敏牙膏每天刷牙。根据脱敏牙膏的使用说明，将该牙膏涂抹在敏感牙齿表面停留一定时间，再用温水漱洗干净。

2）脱敏剂治疗：每天一次，一个疗程 3~5 次（根据敏感程度）。

3）可以进行咀嚼茶叶的方式，因为茶叶中含有丰富茶多酚，还有消炎杀菌的效果，可以缓解牙齿的敏感。

4）注意避免食用太酸的食物，以免造成牙齿敏感症状的发生。

第二节　正畸治疗的护理

若咬合紊乱的病因明确是由错𬌗畸形引起的，应在患者自身条件允许的情况下，先行正畸治疗。

一、椅旁护理

1. 操作前

护士常规准备，安排患者上椅位，系好胸巾、备好漱口水。准备常规器械和所需物品，备齐患者档案资料，包括病历、模型、X 线片、关节 CT 片及验血结果，拍正畸前口内照、面部照片（图 9-2）。告知患者疗效可能存在的不确定性及可能出现的不确定情况，并签署正畸知情同意书。

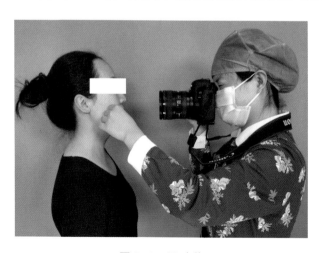

图 9-2　正畸前

2. 操作中

及时调节灯光，保持术野清晰，及时吸唾。吸唾器放置于同侧后磨牙牙面处相对比较安全，吸唾效果较好（图9-3）。吸唾时应注意避免遮挡医生视线及操作；要避免吸唾器吸附患者黏膜造成黏膜溃疡。严格执行无菌操作要求，按各项治疗步骤配合，及时传送治疗用品，手法正确、安全。

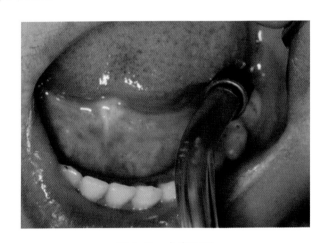

图 9-3　术中吸唾

3. 操作后

及时询问患者的感觉，进行健康宣教并解答疑惑，预约复诊时间。各类器械分类处理，一人一用一消毒，及时进行物表消毒，椅位终末消毒。术后2~3日电话回访，询问患者情况，如有异常，及时告知患者来院复诊。

二、注意事项

口颌功能紊乱患者的正畸治疗不同于普通的正畸治疗，治疗目的以改善功能为主，兼顾美观。因成年甚至中年患者较多，错𬌗表现复杂，正畸治疗疗程相对较长，需要患者按预约时间定期复诊，一般4~8周复诊一次。若长期不复诊，牙齿将不会按计划移动甚至出现不可预测的异常变化，无法取得预期治疗效果。治疗过程中可能遇到一些具体问题，需要根据医生的判断对正畸方案做适当的调整。告知患者充分听从医生的指导与建议，积极配合是治疗成功的关键。

三、健康宣教

1. 口腔卫生维护

良好的口腔卫生环境对正畸治疗非常的重要，健康的牙体和牙周组织是良好正畸效果的保障。正畸治疗过程中如果不能保证良好的口腔卫生，牙体和牙周组织会受到一定的损害。如口腔异味、龋坏、牙龈炎、牙周炎等，甚至出现牙齿松动、脱落。

2. 维护口腔卫生的措施

漱口：多用于饭后因特殊情况不能及时刷牙的情况，但漱口不能代替刷牙，应尽量采用刷牙方式清洁。

刷牙：注意清洁牙齿颈部。舌侧及托槽周围应选择小头软毛牙刷或正畸专用牙刷。必要时可选择含氟牙膏，但氟斑牙患者应慎用含氟牙膏。

水牙线（冲牙器）：用于冲洗牙缝及矫治器周围软垢及食物残留（图9-4）。水牙线便于携带，尤其适合于外出时应用。

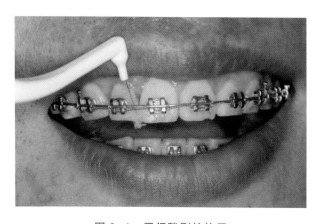

图 9-4　牙间隙刷的使用

间隙刷：用于清除弓丝下方、托槽周围的软垢（图9-5）。

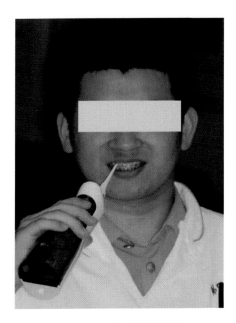

图9-5　水牙线的使用

洁牙：定期洁牙对牙周组织可起到消炎作用，对维护牙周健康有益。

3. 牙齿疼痛及松动

初次粘接矫正器及每次复诊后，牙齿经常感觉到酸胀或疼痛。通常3~5d自行缓解，一般不需要服用止痛药。如果持续时间较长应及时联系主治医生。牙齿轻微松动是牙齿移动的正常表现。待牙齿最终移到预期位置后将会重新恢复稳定。

4. 溃疡及破损

最初粘接矫治装置可能会出现不适，局部黏膜容易受托槽等摩擦而出现溃疡或破损，一般会逐渐自行适应、好转或者可以自行使用溃疡膏等药物缓解。有时可以使用正畸专用黏膜保护蜡覆盖于矫治器突出的部位，减轻摩擦刺激。若溃疡迁延不愈，应建议患者及时去就诊，请医生帮助解决问题。如因矫治器部件损坏引起的黏膜损伤应及时联系医生调整或更换。

5. 进　食

避免食用大块较硬、较韧、较黏性的食物，如排骨、坚果、冰块、螃蟹、牛肉干、口香糖等，以免撞掉托槽；避免使用前牙啃咬食物；可将食物切成片或切碎后利用后牙进行咀嚼，注意细嚼慢咽；由于牙面粘贴了许多矫治装置，不易清洁，建议少喝或不喝碳酸饮料，防止牙面着色、或被残留饮料酸蚀。

6. 运　动

尽量避免较剧烈运动，以免用力咬合、增加矫治器损坏、脱落或者口腔损伤的风险，若出现意外请及时联系医生。

7. 定期复诊

通常患者需要每 4~8 周到医院复诊一次，医生会为矫治器加力。如有特殊情况不能按照复诊时间就诊时，需要及时重新预约复诊。若长期未复诊，可能会出现不曾预期的牙齿异常移动，不能取得预期治疗效果。

8. 口颌面功能紊乱的正畸治疗难度大、周期长，治疗期间可能有疼痛不适或症状迁延情况，需要患者增强信心，积极配合。

四、治疗结束

1. 保持器

为了巩固矫治完成后的疗效，使牙能保持在治疗结束时的位置而采取的措施在医疗项目中称为保持，所戴用的装置称为保持器。有时在取下矫治器后，因为牙齿在新的位置上还不稳定，会有复发倾向；或牙齿的位置还需要功能性调整，戴用保持器有利于保持矫治结束时牙齿在牙槽骨上的位置，为牙槽骨的改建创造条件。另外，在保持器上增加一些微小的设计，有利于功能调整。

保持器的种类很多，如压膜保持器、舌侧保持器、Hawley 保持器等，压膜保持器因其制作流程简单，保持效果较好，而且美观，异物感轻，对发音影响较小，还可以纠正一些轻微的牙齿扭转，能够更好地稳定牙齿的位置，因而在临床上被广泛使用（图9-6）。

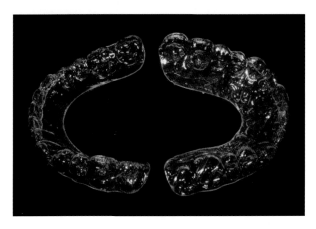

图9-6　压膜保持器

2.压膜保持器的制作流程

保持器制作流程可参见咬合板框架的制作流程（详见第八章第一节）。但须注意，保持器需要上、下颌同时佩戴，压膜保持器常用的膜片厚度为1.0mm。制作时根据牙齿情况选择性填充倒凹，调整参数。

3.佩戴压膜保持器健康宣教

（1）保持器佩戴时间一般1~2年，但也因人而异，对于有些极易复发病例，如牙齿严重扭转、牙齿有间隙等，则需要更长时间的保持，甚至终身保持。通常牙齿周围的组织改建达到稳定至少需要一年，拆除固定矫治器的最初一年，白天晚上都必须认真佩戴保持器；之后可根据保持情况逐步改为夜间佩带保持器。若感觉保持器取戴轻松，没有明显的障碍，间隔几天后依然没有明显取戴障碍，则说明保持效果较好，以后可以进一步逐渐减少保持器的戴用时间，直至完全停戴。

（2）按照医生要求正确取戴，进食时一定要取下，放入专用的保持器盒，避免受压变形断裂。禁用热水浸泡，用牙刷等清洗时用力应轻柔。

（3）每日至少仔细清洁一次，戴用时尽量少饮用深色饮料，以免着色。饭后应刷牙、漱口后再戴入保持器，保持口腔卫生。

（4）矫治完成后1个月、3个月、半年和1年，需要按时复诊，如有不适，应及时就诊。

（5）如果不慎丢失了保持器，或者发现保持器变形、破裂，请尽快联系主治医生，预约时间重新制作保持器。

（6）保持器戴用初期的不适：可能会对发音有些许影响，一般3d左右可以逐渐适应。

请务必注意：取下固定矫治器意味着矫治过程的基本结束，但是疗效尚未稳定，需要戴用保持器维持矫治效果。如果不按照医嘱戴用保持器，矫治效果将难以维持，导致复发，请患者务必按照医嘱戴用保持器。

第三节　咬合修复重建的护理

当咬合紊乱的病因是由于牙列缺损所引起时，应考虑以修复的方式进行治疗。

一、固定义齿修复

固定义齿的特点是义齿直接粘接在预备好的牙体上，患者不能自行取下，体积小，美观舒适（图9-7）。

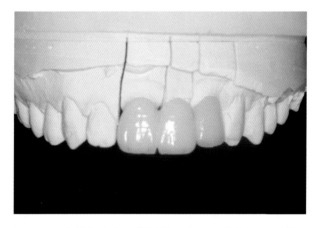

图 9-7　上颌左右中切牙以及左侧侧切牙的烤瓷修复体

1. 椅旁护理

（1）操作前

护士常规准备，安排患者上椅位，系好胸巾、备好漱口水。准备治疗所需器械及用物（图9-8、图9-9），准备患者病历；根据治疗需要准备研究模型及诊断蜡型。询问病史及药物过敏史，了解有无治疗禁忌证及是否用过麻药，并告知患者治疗计划和注意事项。

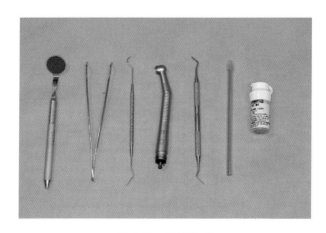

图 9-8　器械准备

（2）操作中

及时调节椅位灯光，保证术野清晰。遵医嘱选用口腔局部麻醉药，检查麻醉药品及注射器，配合医生注射。注射后观察反应，询问患者感受，如有不适需要及时请医生采取相应措施。

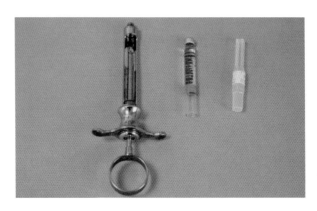

图 9-9 麻药准备

安装合适车针、有效吸唾、牵拉口角、压住舌体、暴露术区，及时给医生传递所需器械，选用合适托盘及印模材料调拌印模、制取印模、灌注石膏模（图 9-10，图 9-11）约复诊戴牙。

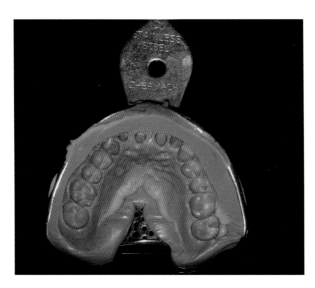

图 9-10 硅橡胶阴模

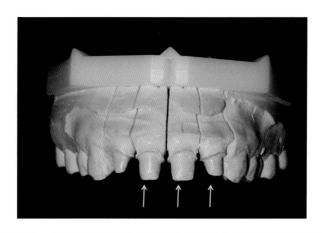

图 9-11　义齿修复用工作模（箭头所示为进行过预备的基牙）

（3）操作后

协助患者清理面部并询问患者的感受，进行健康宣教并解答疑惑，预约戴牙时间。整理用物，各类器械分类处理，一人一用一消毒，及时进行物表消毒，椅位终末消毒。

2. 注意事项

（1）固定义齿粘固后，如短时间内出现胀痛，多是由固位体与邻牙接触点过紧或就位道不良引起牙周膜暂时性损伤所致，一般数日后疼痛消失。也可因早接触点造成咬合痛，经调𬌗治疗后便会消失。

（2）固定义齿修复后可能会因固位体边缘密合度差、粘接剂溶解、义齿松动、食物嵌塞等因素导致基牙出现继发龋，此时需要拆除义齿，做牙体治疗，然后重新制作固定义齿。

3. 健康宣教

（1）固定义齿不能自由摘戴，更易存留食物残渣和细菌，需要饭后认真、细致的清洗牙齿。

（2）不要咬过硬的食物，如骨头、甘蔗和其他硬的硬食物。

（3）注意保持口腔卫生。掌握正确的刷牙方法（详见本章第二节 Bass 刷牙法），不要过猛、用力刷牙，以免损伤牙龈。

（4）不建议经常使用太粗的牙签剔牙，牙签会损伤牙龈，并使牙缝变大，如有食物嵌塞的问题，建议使用牙线剔除。

（5）如有不适，请及时复诊。

二、可摘义齿修复

可摘部分义齿的特点是患者可以自行取下，因此义齿带有固位的基托、卡环、支托等结构，体积较大（图9-12）。

1. 椅旁护理

（1）操作前：护士常规准备，安排患者上椅位，系好胸巾、备好漱口水，调节椅位及灯光。准备治疗所需器械及用物，准备患者病历，根据治疗需要准备研究模型。询问病史及药物过敏史。告知患者治疗中注意事项，取得患者配合。

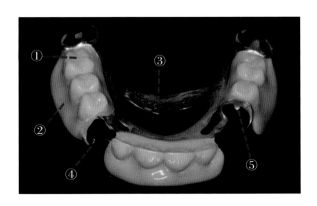

图9-12 可摘局部义齿的结构

①人工牙；②基托；③连接体；④固位体；⑤支托

（2）操作中：及时调节椅位灯光，协助牙体预备，牵拉口角、吸唾、压舌、暴露术区、及时给医生传递所需器械。如医生需要用咬蜡片的方法检查支托是否达到预备要求，应备好蜡片、点燃酒精灯、供医生使用。选用合适托盘及印模材料调拌印模，制取印模、灌注石膏模（图9-13）。

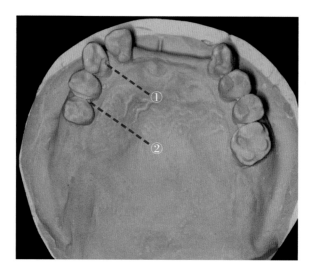

图 9-13　活动义齿基牙预备后的模型

①支托窝；②间隙卡

（3）操作后：协助患者清理面部并询问患者的感受，进行健康宣教并解答疑惑，预约复诊时间。整理用物，各类器械分类处理，一人一用一消毒，及时进行物表消毒，椅位终末消毒。

2. 注意事项

活动义齿一般都用塑料和金属支架等制成，适用于全口缺牙和部分缺牙的情况。由于活动义齿是牙列缺损后的一种人工仿牙制作品，应注意对义齿的保护、清洗和消毒。义齿使用数年后，因口腔内组织改变或塑料性能改变，应进行修改或重做，不可勉强使用，以免损伤天然牙或口腔内的其他组织。

3. 健康宣教

（1）可摘义齿的咀嚼功能低于天然牙，这与患者口腔条件、使用方法和适应能力有关。牙周病、基牙短小、黏膜较薄、缺牙区牙槽嵴低平、口干、对异物过于敏感等因素，都会对活动义齿的使用效果产生影响。

（2）可摘局部义齿初戴时有明显异物感，可能造成言语不清晰、口水增多、恶心等不适，可以循序渐进增加戴用时间，使用一段时间后可明显好转。

（3）起初摘、戴义齿时可能不熟练，需要耐心练习。摘戴时避免用力过大，以防义齿折断或变形；

（4）禁用热水、化学消毒溶液浸泡，以免造成变形。应使用温凉清水或以假牙泡腾片等制成的专用液体进行清洗消毒。

（5）佩戴活动义齿后，一些个别的不合适区域可能出现黏膜压痛、破溃等问题，此时可暂停佩戴义齿，但在复诊前 2~3h 佩戴义齿，以便医生查找异常部位予以修改。

（6）如义齿损坏或折断应及时与医生联系。

第十章 口颌面功能紊乱专科护理

除咬合治疗外（见第九章），口颌面功能紊乱的专科护理还包括局部注射、理疗、功能锻炼等治疗项目等专科护理，本章就这些护理内容做一介绍。

第一节 关节腔注射的护理

颞下颌关节疾病的注射治疗是将药物注射到颞下颌关节腔、关节囊、滑膜、咀嚼肌等软组织内达到治疗目的一种治疗方法。根据不同类型的疾病，可采用痛点封闭、关节上腔或下腔注射治疗以及关节腔内冲洗治疗等。注射药物主要有局部麻醉药物、生理盐水、激素类药物、关节润滑剂、胺糖类药物等。

一、颞下颌关节腔注射治疗

颞下颌关节腔注射多用于治疗张口受限、关节区疼痛等症状。关节腔内局部用药治疗关节疾病具有起效迅速、药物利用率高、疗效显著、全身不良反应少和经济方便等诸多优点，是全身多个关节普遍应用的治疗方法。透明质酸是一种大分子酸性黏多糖，广泛存在于人体结缔组织细胞基质中。关节腔内注射人工合成的关节润滑剂透明质酸钠，是改善颞下颌关节功能的经典药物治疗方法，可以增加关节润滑功能，有利于保护关节软骨,促进关节软骨损伤的愈合与再生,从而缓解疼痛,增加关节活动度,改善张口度。

1. 适应证

(1)有颞下颌关节疼痛、弹响、张口受限症状,需要注射药物者;

(2)有颞下颌关节积液、积血,需要引流、清洗者;

(3)有颞下颌关节骨性关节炎、滑膜炎,需要局部药物治疗者;

(4)其他。

2. 禁忌证

(1)穿刺部位皮肤有破溃、感染等;

(2)有凝血机制障碍、出血性疾病等;

(3)严重的糖尿病、血糖控制不良;

(4)有发烧、其他部位的感染病灶者;

(5)精神疾病患者,不能配合注射者;

(6)晕针,晕血,女性例假期、怀孕,感冒,麻药过敏者;

(7)其他。

3. 操作方法

(1)注射点的选择

原则:避开血管、神经等重要结构。

方法:请患者作张闭口运动以增加髁突动度,通过触摸运动的髁突找到关节后间隙,确定穿刺点后做标记。

(2)注射方法

1)严格无菌操作,术者戴口罩、帽子、无菌手套。

2)患者取半卧位、头侧位,小张口。

3)患者局部皮肤准备,在注射穿刺点进行碘伏消毒,范围为以穿刺点为中心,半径大约 5cm。

4)穿刺时,术者可用左手固定患者头部,右手做穿刺操作,可先在穿刺点局部皮下组织注射少许麻药(2% 利多卡因),注射量为 1~2mL。

5)穿刺点多为耳屏中点至外眦连线上,位于耳屏前约 1cm 处,注射方向为向前、上、内，刺抵关节结节后斜面向后退少许回到关节腔；穿刺顺利时可感觉到突入关节腔的落空感，如不顺利或有骨性阻挡时，应改变方向或穿刺点。但注意要尽量避免反复穿刺。

6）往关节腔内打药前应首先回抽，一方面感觉负压情况，确保药物能注射到关节腔内；另一方面，如果有关节液，需要立即更换注射器针管，抽出关节液，然后换上含有透明质酸钠 1mL 的注射器，注入透明质酸钠（或其他药物）。

7）需要灌洗时，应回抽无血后可换生理盐水反复灌洗。关节腔灌洗过程中压力及速度不宜过大和过快，注意控制速度，灌洗液为生理盐水，每次灌洗注意应抽尽液体再注入。

4.常见并发症

（1）关节腔感染；

（2）发热反应；

（3）局部红肿；

（4）穿刺部位血肿或关节积血，通常可能伴有凝血机制障碍或血管损伤；

（5）关节软骨损伤。

5.影响注射效果因素

（1）关节腔的大小（可影响注射液体的多少）；

（2）关节滑液的量；

（3）注射技术；

（4）关节病变的严重程度和累及的范围；

（5）是否配合其他治疗以及康复锻炼等。

二、颞下颌关节腔注射护理

1.术前护理准备

（1）环境准备：环境清洁宽敞，提前半小时进行空气消毒，减少人员走动。

（2）患者准备：核对患者信息，询问有无疾病史、近期有无感冒发烧、有无晕针晕血、有无麻药过敏史，是否吃饭，对于女性患者还应询问是否在月经期、是否怀孕。患者各项条件符合注射要求后，协助患者戴一次性帽子将头发全部包裹进帽子里（图10-1），鬓角处如有多余碎头发需用纸胶布将头发粘起，充分暴露关节区域。

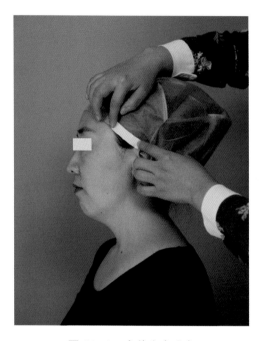

图10-1　术前患者准备

（3）护士准备：

1）常规准备，在注射前应先向患者说明注射程序及效果，评估患者的心理状态，并告知患者术中注意事项。叮嘱患者不要随意摆动头部，不要随意闭口，若有不适可以举手示意。安抚患者，缓解除患者的紧张恐惧心理，使患者能顺利配合。

2）用物准备：局麻药（2%盐酸利多卡因）、注射用生理盐水、皮肤消毒液、冲洗用注射器、无菌棉签、透明质酸钠等（图10-2）。

3）调节椅位：将牙科椅背调整为45°，患者侧卧于椅位上，调节好灯光，铺巾。协助医生记录颞下颌关节的弹响情况、疼痛 VAS 指数、最大开口度等。

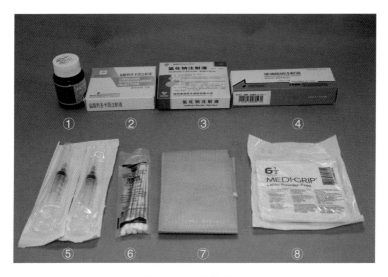

图 10-2　用物准备

①皮肤消毒液；②局麻药；③生理盐水；④关节腔注射药物；⑤一次性注射器；

⑥无菌棉签；⑦一次性胸巾；⑧无菌手套

2. 术中护理

常规皮肤消毒。治疗时注意观察患者的反应，如有面色潮红、苍白、出汗、呼吸异常等表现，应立即采取相应措施（如告知医生停止注射等）。药物抽取前应反复核查药名、使用时间等信息，并协助术中医生抽取药液（图 10-3，图 10-4）。注射完毕后，嘱患者用消毒纱布或棉球压迫穿刺点 2~3min，避免局部出血。术后嘱患者开闭口数次，以利于药物均匀分布于关节腔内。

3. 术后护理

记录患者术后即时开口度，询问患者是否有任何不适反应。告知患者注射当天可能会感觉到注射区有肿胀不适感，术后 3~4d 以软食为主渐进普食。避免咬过硬的食物而加重患侧关节的负荷。术后复诊预约。

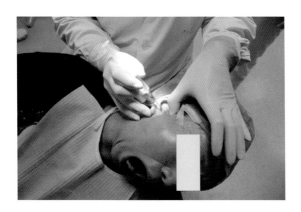

图 10-3　关节腔注射

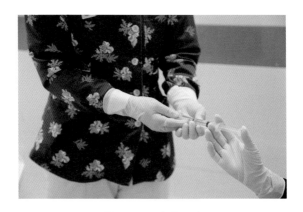

图 10-4　术中配合

4. 效果评价

临床疗效标准分为治愈、显效、有效和无效。

治愈：局部疼痛、压痛或关节弹响消失，关节运动正常，开口度达三横指。

显效：局部、疼痛及关节弹响基本消失，压痛显著减轻，开口度两横指以上。

有效：疼痛，压痛及关节弹响均有不同程度减轻，开口度较治疗前改善。

无效：自觉症状及开口度均无改变。

5. 不良反应处理

（1）注射局部反应：个别患者可能有轻或中度疼痛和肿胀，一般多能耐受，无须特殊治疗，也可对症处理；一般2~3d后症状消失。

（2）过敏反应：少见，主要表现为荨麻疹、恶心、呕吐、发热、颜面发红、水肿等，偶见过敏性休克。如发现过敏反应立即停止治疗，并作相应抗过敏处理。对禽类及蛋类过敏的患者应慎重使用透明质酸钠。

（3）关节化脓性感染：少见，确诊后应按感染性关节炎治疗。

6. 注意事项

（1）严格无菌操作，以免引起关节腔感染。

（2）注射前根据患者的心理承受程度，可选择局部麻醉后再行穿刺注射。

（3）穿刺进针部位应避开神经、血管及重要结构。

（4）进针时应避开明显的皮肤感染和皮肤病损区域，以减少发生关节感染的危险。

（5）注射后嘱患者轻轻活动关节使药液分布均匀。

（6）嘱患者注射后24h内避免紧咬牙及剧烈活动，注意洗脸时不碰、不揉注射点，不要敷面膜等。注射后2周内宜进软食。

（7）注射后，少数患者可能会暂时性出现疼痛加重，告知患者这是正常的针药反应，在注射后3d内不能进行热敷、理疗、针灸、按摩等治疗。

（8）注意增强营养，因为营养不足导致免疫力下降，可能引起关节腔感染。

颞下颌关节腔内注射属于有创操作，其并发症的防治非常关键。一般注射后因注射药物渗漏入周围软组织，患者均有不同程度的局部肿胀、不适及后牙分离不能顺利咬合等症状。故注射当天可以冰袋冷敷，减轻局部水肿，不良症状一般2~3d消失。术后勿做过大张口活动。

透明质酸钠关节腔内注射的罕见并发症有外耳道及中耳损伤（表现为外耳道内出血）、面神经分支损伤（表现为额纹消失或闭眼不全）、永久性面瘫及硬脑膜外血肿等，应予以高度重视。医护人员应熟练掌握相关知识，做好术前术后护理及健康宣教，最大限度地减少并发症的发生。

第二节　半导体激光理疗

半导体激光理疗是用弱激光对病灶区或相关神经反射区进行局部照射，改善局部循环，从而实现消炎、止痛，促进损伤修复的一种治疗方法，通常称之为激光理疗。临床上主要适用于无菌性炎症的治疗，例如肌肉劳损、肌筋膜无菌性炎症等相关的肩周炎等。半导体激光理疗仪的光束对神经等组织没有损伤，安全性高，副作用小，而且设备体积小、重量轻、使用寿命长、照射治疗时间短、操作简单，因而成为口腔医学中使用最广泛的激光治疗仪（图 10-5）。

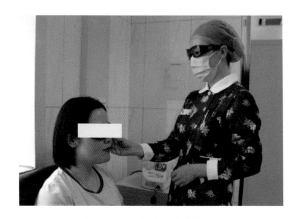

图 10-5　激光理疗操作图

一、操作流程

（1）洗手，戴口罩，核对患者基本信息和医嘱并登记（复诊时评估上次疗效）。

（2）治疗前，先向患者解释治疗的目的、注意事项，协助患者摆至舒适体位，以免因照射角度的改变而产生导体光束折射聚焦现象。

（3）进行个体评估，向患者确认疼痛部位，选定照射部位。观察照射区皮肤有无红肿破损，对局部毛发较多或鬓角毛发过低的患者，应将照射光斑内的鬓发剔除，否则酌情予以双重白色自粘胶带遮挡鬓角毛发。

（4）连接好电源线，打开激光理疗仪开关。检查光纤纤维是否完好无扭折，光纤头处于完好备用状态。护士和患者均戴上避光眼镜。

（5）调节激光治疗参数：3.0W、连续模式。按"Ready"键，理疗仪屏幕出现"√"，导向光打开，检查光纤的光斑是否为圆形。踩脚踏发射激光，移动照射疼痛区域，每部位10s，单侧全程3~5min。

（6）治疗完毕后，松开脚踏。再次按"Ready"键，关闭导向光。关闭电源。

（7）告知患者下次治疗时间。一个疗程（3次）结束后及时通知医生复诊，以制订下一步治疗计划。

（8）治疗结束，消毒避光眼镜，卸下光纤手柄进行消毒。

（9）流程图（图10-6）。

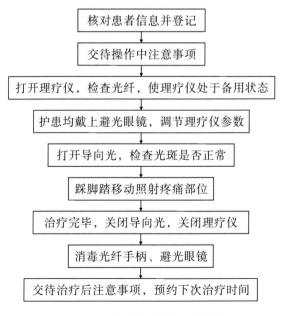

图 10-6　激光理疗操作流程图

二、注意事项

（1）治疗前，护士、患者必须佩带防护眼镜，严禁激光直接照射瞳孔区。

（2）告知患者关掉随身携带的电子仪器设备，取下颈部饰品。

（3）理疗手柄前端距患者皮肤 2~3mm。

（4）理疗部位避开色素沉着、破损皮肤等部位，严禁照射甲状腺区域。

（5）每位患者 1 天只能做一次理疗，特殊情况遵医嘱。

第三节　经皮电刺激理疗

经皮神经电刺激（transcutaneous electrical never stimulation, TENS）疗法是通过在人体表面特定位置的皮肤处放置双电极，以低频脉冲电流连续刺激神经、肌肉，从而缓解疼痛、面部酸困等症状的一种治疗方法。其基本原理是：①促进病肌血液循环，改善肌肉营养，控制疼痛。②防止病肌大量失水和发生电解质、酶系统及收缩物质的破坏，降低痉挛，恢复肌肉的收缩活性。经皮神经电刺激是一种非侵入式的通过电流脉冲来激活外周神经纤维的镇痛疗法，具有非药理性、安全无创伤、费用低等优点。作为一种物理因子治疗方法，该治疗技术在康复医学中获得了广泛的应用（图 10-7）。

一、操作流程

（1）洗手，戴口罩，核对患者基本信息并登记。

（2）治疗前先向患者解释治疗的目的、注意事项，协助患者摆至舒适体位。

（3）评估患者理疗区皮肤有无红肿破损，询问患者是否有酒精过敏史。

（4）用95%的酒精棉球对双侧颞下颌关节区域皮肤进行充分脱脂，若患者对酒精过敏改用清水。

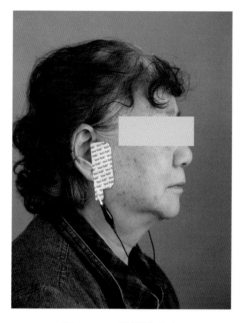

图 10-7　肌松弛理疗

（5）选择大小合适的电极片贴在脱脂后的皮肤上。

（6）两侧接上电极。

（7）打开理疗仪，根据患者耐受程度，调至合适强度，保证有节律收缩。

（8）记录理疗开始时间，理疗时长为 35~40min。

（9）治疗过程应有专人看护，随时根据患者情况调整治疗参数，以确保操作顺利进行。

（10）理疗结束后关闭理疗仪开关，取下双侧电极片，用干棉球清洁理疗部位的皮肤。

（11）告知患者下次理疗时间，每天做1次，一个疗程（5次）结束后及时通知医生复诊，以制订下一步治疗计划。

（12）流程图（图10-8）

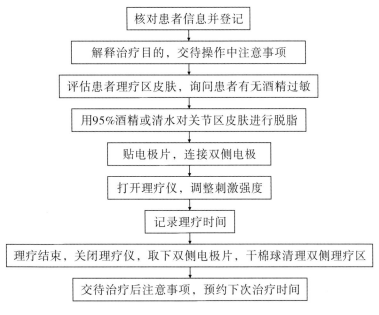

图 10-8 肌松弛理疗操作流程图

二、注意事项

1. 刚打开理疗仪时，应先调低刺激强度，根据患者适应程度再调节参数。

2. 如有不适及时告知医生。

3. 若患者理疗过程中出现刺痛或明显不适时，立即停止理疗，查明原因并及时解决。

4. 请患者关掉随身携带的电子仪器设备，以免影响理疗效果。

第四节 功能锻炼

功能锻炼属于一种特殊的理疗方法，对颞下颌关节紊乱病患者的功能恢复非常重要，科学的下颌功能锻炼有助于恢复口颌肌的功能状态，从而改善颞下颌关节的功能。

一、主要内容

1. 下颌自主运动锻炼方法

从自然闭口位开始的下颌运动，嘱患者端坐或直立，将后牙用力紧咬 10s，随即放松 10s。然后从自然闭口位开始，进行①缓慢的自主开闭口运动，②左、右侧方运动，③前伸、后退运动。每个动作都应达到最大幅度，并在运动的极限位停留 5~10s，每个动作重复 8~10 次，每天将上述所有的动作重复 3~5 遍。简单的自主锻炼有助于改善下颌运动的协调性，使紧张的肌肉得以放松，从而缓解下颌运动受限的症状。

2. 下颌阻力运动锻炼

下颌阻力运动锻炼方法与自主运动锻炼相似，只是在各运动中让患者对相应的运动做一定的对抗或阻挡，以期诱导出拮抗肌群之间的交互抑制作用，从而达到改善肌张力及下颌运动协调性的目的。

（1）阻力开闭口运动：嘱患者将手置于颏部下方，在缓慢开口过程中适度向上用力，给开口运动一个阻力，使患者做阻止开口直到最大开口位，在此停留 2~3s。然后，开始阻力闭口运动，即在下颌最大开口位状态下，将手指置于下颌切牙切端，手指适度向下用力，给闭口动作施加一定的阻力，同时让患者在阻力下慢慢闭口，直至上颌切牙贴近手指的位置。每个动作重复 8~10 次，每天 3~5 遍（图 10-9）。

（2）阻力侧方运动：将手置于一侧的下颌体部，并对下颌体施加一定的向内的、阻碍下颌向外侧运动的压力，嘱患者对抗该阻力做下颌侧方运动，至下颌运动到侧方运动极限位，并停留 2~3s。每个动作重复 8~10 次，每天 3~5 遍（图 10-10）。

（3）阻力前伸运动：将手置于下颌颏部前方，并对下颌颏部施加一定的向后的、阻碍下颌前伸运动的力，嘱患者对抗该阻力做下颌前伸运动，至下颌运动到前伸运动极限位，并停留 2~3s。每个动作重复 8~10 次，每天 3~5 遍（图 10-11）。

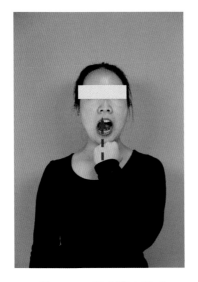

图 10-9 阻力张口运动

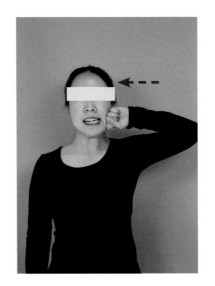

图 10-10 阻力侧方运动

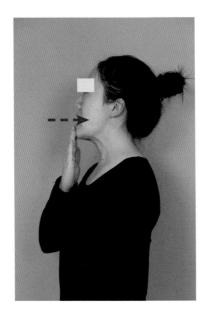

图 10-11 阻力前伸运动

3. 针对关节源性开口受限患者的下颌运动锻炼方法

本方法主要适用于因关节嵌顿（一般是髁突或关节盘运动受限）引起的开口受限患者。通常出现开口受限后，越早进行此类锻炼效果越好，其目的是充分活动下颌运动相关肌肉，促进各肌肉之间的功能协调，从而缓解因肌功能不调而导致的颞下颌关节功能障碍。

（1）下颌后退位开闭口锻炼：患者端坐、放松，轻闭口，向后卷舌，尽量使舌尖向后抵近咽喉部，在保持舌尖后抵的状态下进行缓慢的开闭口运动，尽量开至所能到达的最大幅度。建议每次锻炼40~50遍，每天4~5次。

（2）下颌从健侧最大侧方殆位起始的开闭口锻炼（图10-12）：患者端坐、放松，轻闭口，先将下颌向健侧（患病侧的对侧）做水平运动，尽量运动到极限位，即健侧最大侧方殆位，从此位置开始尽量大开口，至所能到达的最大幅度，然后自然闭口。建议每次锻炼40~50遍，每天4~5次。

（3）下颌半开口位前伸、后退、侧方运动锻炼：患者自然半开口，从此位置开始缓慢地前伸、后退、向左、向右运动，各方向的运动都运动到极限位。建议每次锻炼40~50遍，每天4~5次（图10-13、图10-14）。

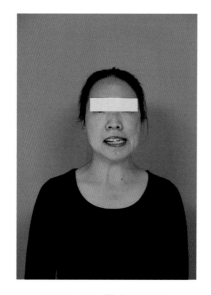 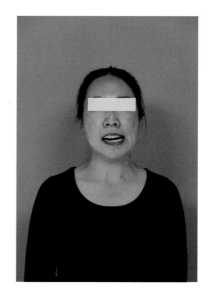

图 10-12　最大侧殆位　　　　　　　图 10-13　半张侧殆位

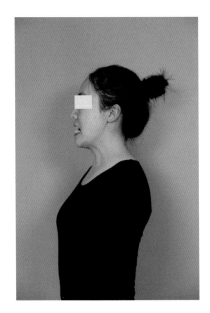

图 10-14　半张前伸位

4. 针对开口早期弹响患者的下颌运动锻炼方法

本锻炼主要适用于因颞下颌关节内结构紊乱而引发的发生于开口初期、闭口末期的颞下颌关节弹响患者，有助于协调髁突与关节盘的位置关系，降低关节弹响的频率（图 10-15）。

1）患者端坐或直立，首先从自然闭口位开口，弹响发生后继续开口至最大开口位（图 10-15 中①—②）。

2）自然闭口至最大前伸位（注意不是闭口至自然闭口位）（图 10-15 中②—③）。

3）保持上下颌牙齿接触从最大前伸位后退至对刃位（即上下颌前牙对齐的位置），注意此后退过程中避免出现弹响（图 10-15 中③—④）。

4）之后重复对刃位—最大开口位—最大前伸位之间的运动（图 10-15 中④—②—③—④循环）。

建议每次锻炼 3min，每天锻炼 5~6 次。

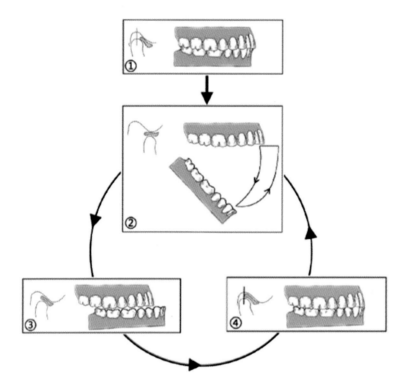

图 10-15　下颌前伸开口功能锻炼示意图

5. 被动开口锻炼

此锻炼适用于病程较长的下颌开口运动、侧方运动受限者，有助于牵拉、放松面部组织，增加开口度或侧方运动幅度。锻炼时嘱患者大开口，将拇指置于上颌牙上、食指置于下颌牙上，然后各手指分别向上颌和下颌施加压力，在手指的压力作用下患者被动地开口至最大，在被动最大开口位维持 10~20s，然后休息 5~10s，如此重复。建议每次锻炼 3min 左右，每天 3~5 次。这种锻炼有助于开口受限患者或颞下颌关节术后下颌运动度低下患者恢复正常的开口功能（图 10-16、10-17）。

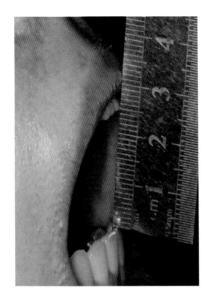 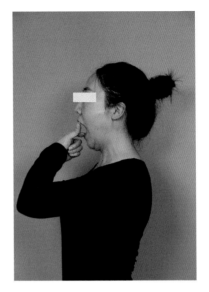

图 10-16　张口受限　　　　　图 10-17　被动开口训练

（拇指向上食指向下用力）

二、注意事项

（1）各种下颌运动的动作应舒缓，根据各动作时间要求进行锻炼，不要过快。

（2）遵医嘱按照要求进行锻炼，不要过度锻炼，避免加重关节症状。

（3）如运动中如果有明显的疼痛不适，建议停做，及时复诊。

（4）功能锻炼要在不引起疼痛、不适的情况下进行，否则可能引起肌肉的应激性收缩。如遇疼痛较重，建议先行药物、理疗、热敷等治疗缓解疼痛。

第十一章　诊室管理

口腔诊室是完成相关医疗行为的场所，在人员流动、物品使用、医疗文档建立、就诊环境和秩序等方面都有专业的标准，需要进行专业的管理，方能保证医护工作顺利进行。

第一节　病案、模型管理

由于颞下颌关节紊乱病的病程普遍较长，且病情易反复，在诊疗过程中医生需要根据患者整体病程的发展情况，制订针对患者疾病的诊治方案，并进行预后效果判断。因此，患者的病案、模型等资料的管理尤为重要。完整的颞下颌关节紊乱病病案资料、模型资料可以帮助医护人员更全面地了解患者的病情，从而做出客观分析和判断，更加有针对性地制订出相应的治疗计划及特色护理。病案资料应具备真实性、准确性、逻辑性、科学性，所有资料构成了一份完整的、价值极高的医学文件，是临床、教学、科研的宝贵资料。

随着现代信息化建设的发展，数字化病案及模型已成为现代医疗发展必不可少的管理手段，数字化管理不仅可以节省空间、人力、物力，而且保存方便，安全性高，还可以方便数据的采集、分析与传输，为临床工作及科学研究提供了更加便捷、精确的数据，促进学科的发展。但是数字化病案管理系统是在传统病案管理基础上建设，因此本节首先介绍传统病历档案的管理。

一、病案管理

1.初诊管理：所有初诊患者病案实行"一人一号"，病案首页需要按要求填写患者个人信息，以便后期提取病案，初诊当日结束后护士将病案编号核对无误后整理放入档案柜。

2.定期将初诊病案输入电子病案索引库，以便后期查看、使用。

3.复诊管理：提前一天提取次日复诊患者的病案，当日诊疗结束后护士及时将病案整理放入档案柜。

4.定期整理所有档案，查漏纠错。

二、模型管理

1.模型制作完毕应及时加底座，注明模型制取日期、编号、患者姓名、诊断，然后将模型归位放置、保存。

2.模型移动过程中，为避免磕碰损坏，在上、下颌牙列中间可放置缓冲垫，并用橡皮筋捆扎固定，轻拿轻放。

3.若模型发生损坏，及时通知医生，如有需要，通知患者来院重新制取。

4.椅位配合的护士应提前一天准备次日所需模型，当日诊疗结束后，护士应核对模型编号无误后归档。

5.模型如实行电子信息化管理，安排专人扫描模型，储存模型信息。

第二节 患者预约管理

颞下颌关节紊乱病的治疗为序列治疗，在整个治疗过程中，患者需要多次就诊，而每个患者的治疗周期长短不一，平均在数月以上。因此，在诊疗时通常会采取首诊负责制，许多后续治疗需预约进行。护士需要了解患者的基本情况，根据医生和患者的具体情况预约后续治疗时间。

一、初诊预约

1. 现场挂号

患者携带本人有效证件至科室挂号处注册挂号，现场预约实行实名制，患者要提供身份证号、姓名和联系方式（手机号码）。

2. 网络预约

目前常用的是微信/支付宝，具体操作流程通常是：关注就诊医院—导诊—预约挂号—选择相应科室—选择就诊日期及医生。

二、复诊预约

1. 复诊预约形式

（1）现场预约：就诊结束时预约下次复诊时间。

（2）电话预约：拨打科室电话预约下次复诊时间。

2. 复诊预约及挂号流程

告知患者需要复诊的时间—患者进行现场预约/电话预约/信息化电子平台预约—确定复诊时间，预约登记患者信息—患者持预约凭证，预留科室电话，以便更改预约时联系—预约成功。

复诊时持相关预约信息至科室挂号台确认挂号—等待就诊。

第三节　就诊环境管理

本着"舒适就诊"的理念，医护人员为患者提供一个良好、有秩序的就诊环境相当重要。由于很多颞下颌关节紊乱病患者对疾病方面的知识相对缺乏，在患病后出现不同程度的紧张情绪。而舒适温馨的环境，会让患者保持相对愉悦的心情，缓解心理上的紧张。因而，良好的就诊环境会不同程度地缓解患者压力，提高与医护人员的沟通效率，对治疗效果会起到积极的促进作用。

一、诊室要求和布局

1. 基本要求

口腔诊室须有合理的功能分区，主要包括候诊区、治疗区、理疗区、取模灌模区、技工工作区、消毒灭菌区等，区域内部要求通风、采光良好，每个区域内应设施简洁，地面、墙壁应采用不易积灰、易于擦拭和消毒的材料。

2. 设施和设备

每个诊疗区域需配备治疗用的牙科综合治疗椅、空气消毒机、治疗边台、专科治疗仪器设备、洗手设施、医疗垃圾桶、生活垃圾桶，医疗垃圾桶须加盖并脚控开启，治疗仪器设备、边台表面应光滑，易于擦拭和消毒。

二、治疗区域物体环境表面清洁消毒

1. 诊疗操作区域物体表面的清洁消毒

医护人员诊疗操作时，双手会频繁触及一些物体表面，如治疗仪器控制键、综合治疗椅无影灯拉手、连接线等，这些物体表面被手触及后会受到污染，因此这些区域应粘贴避污膜后再使用，避污膜应一人一用。治疗结束后及时擦拭消毒，物表擦拭消毒可选择腐蚀性小的中效以上消毒液擦拭，如卡瓦液、双链季氨盐等，也可使用消毒湿纸巾擦拭。

2. 诊疗操作区域周围物品表面的清洁消毒

治疗时医务人员的手有可能会接触治疗区域外的物体表面，如诊疗边柜抽屉拉手、水龙头开关、洗手池台面等。这些物体表面应每天至少清洁消毒一次，如有肉眼可见的污染，应及时擦拭消毒，可用中效以上消毒剂擦拭，如84消毒液，也可选择消毒湿纸巾擦拭。牙椅旁计算机键盘可用透明塑料膜覆盖保护，每天更换。

3. 诊疗区环境清洁消毒

诊室内的墙壁、天花板等物体表面，用清水或清洁剂湿式擦拭，一般一周一次。地板、诊疗边柜表面易被治疗时产生的气溶胶污染，这些表面使用湿式清洁后，每天至少一次用500mg/L有效氯消毒液拖地、擦拭，有血液污染时，应立即清洁并消毒。

三、综合治疗椅清洁消毒

每天开诊前椅位管道冲洗2~3min。治疗前后手机管路冲洗15s。治疗结束后将手机头部浸入盛有净化水的口杯内排水20~30s，冲洗手机和水路管道。吸取净化水冲洗吸引器管道，清洁并消毒痰盂。物体表面用消毒纸巾自相对清洁区向污染区依次擦拭，做好高频使用部位的清洁消毒。

四、空气消毒

1. 空气消毒机

适用于有人的环境的空气消毒，按需设定时间，定时开启使用。

注意事项：消毒时应关闭门窗；进风口、出风口不应有物品覆盖或遮挡；要定时清洗滤网，保持滤网清洁。

2. 紫外线消毒

治疗结束后，在无人的情况下，开启紫外线灯，照射时间为30~60min。

注意事项：紫外线灯消毒室内空气时，房间内应保持清洁干燥，减少尘埃和水雾。保持紫外线灯表面清洁，每周用95%乙醇棉球擦拭一次。发现灯管表面有灰尘、油污时，应及时擦拭，使用后及时记录，以便后期更换灯管。

五、器械消毒灭菌的基本要求

1. 重复使用的口腔器械应达到一人一用一消毒灭菌。

2. 可穿透软组织、接触骨、进入或接触血液或其他无菌组织的口腔器械，属高度危险口腔器械（如拔牙器械、牙周器械、根管器具、手术器械等）应达到灭菌水平。

3. 接触黏膜或破损皮肤，不穿透软组织、不接触骨、不进入或接触血液或其他无菌组织的口腔器械，属中度危险口腔器械（如检查器械、正畸用器械、修复用器械等）应达到高水平消毒或灭菌。

4. 不接触患者口腔或间接接触患者口腔，参与口腔诊疗服务，虽有微生物污染，但在一般情况下无害，只有受到一定量的病原微生物污染时才造成危害的口腔器械，属低度危险性医疗器材。这些低度危险口腔器械（如调刀、橡皮调拌碗、技工钳等）应达到中或低水平消毒。

第四节　耗材、物品、器械管理

医院卫生材料在患者医疗费用结构中所占比重越来越大，科室耗材、物品、器械管理既应满足医院总体管理工作的需要，又要控制成本，降低患者的医疗负担，维护患者的合法权益。

一、护士长对科室所需要的耗材、物品、器械全面负责领取、报损，指定专人负责保管，定期检查、保养，以保持其性能良好。

二、每周要定时向相关部门（例如设备科）做出耗材请领计划，待审批后方领取所申报的耗材，保证临床正常使用。

三、耗材统一放置在库房，根据临床需要，各椅位责任护士申领耗材物资，库房管理员统一发放，并记录出入库。

四、库房内的物品应放置整齐、有序、妥善保管，各耗材标识清楚，摆放按照日期由近及远，无过期变质破损等。

五、科室的物品应根据临床需要固定放置地点，以便能随时取用。

各类物品指定专人分工管理，定期核对清点，如有不符，应查明原因。重要物品须经科室领导同意方可借出。

六、掌握各类器械的性能，注意定期联系器械室保养维修，防止生锈、霉烂、虫蛀等现象，严格遵守操作规程，以便提高器械的使用率。器械使用完毕必须进行清洁、消毒、灭菌处理，用毕归还回原处。

七、精密、光电仪器设备以及贵重仪器必须有专人负责保管，定期联系器械室检查保养，建立使用登记本，及时登记。

八、高值耗材使用后应及时录入高值耗材管理库，以便设备科每月对科室高值耗材出入库进行核对。

九、物品、器械出现故障应及时联系维修人员进行检查维修，填写仪器设备维修相关表格上报相关部门。

十、物品器械经相关部门鉴定无法维修后，及时申请报废，填写报废申请表上交至相关部门，待报废手续处理完成，由医院设备科统一处理报废物品器械。

十一、凡因不负责任或违反正常操作规程而损坏医疗物品、器械，应根据赔偿制度进行相应的处理。